看護教育に生かす
アクティブ・ラーニング
授業づくりの基本と実践

新井英靖

Active Learning in
Nursing Education

メヂカルフレンド社

はじめに

　これからの授業は「アクティブ・ラーニング」が中心になるといわれてだいぶ年が経ちました。ここ数年は、アクティブ・ラーニングというだけでは不十分で、「ディープ・ラーニング（深い学び）」となるように授業を展開することが重要だといわれるようになっています。もちろん、これらの2つの学びは矛盾するものではなく、「ディープ・アクティブ・ラーニング」を実現することが求められています。

　ここまで書いて、近年の教育改革の目まぐるしさがあらためてわかります。これは、社会が急速に変化していることでもあり、私たち教員はその流れについていかなければなりません。そもそも教育というものは、未来を担う人材を育成することが目的ですので、少し先の未来を見据えて常に教育の内容と方法をリニューアルしていかなければならないのです。

　ただし、そうはいっても、ここ数年の変化はとても急激すぎて、ついていくのがとても大変です。看護教育の分野では、アクティブ・ラーニングが重要だといわれている一方で、看護実践能力や社会人基礎力といった「資質・能力」を育てることにも注意が向けられています。また、「ディープ・ラーニング」が重要だといっても、深い学びと浅い学びをどこで区別すればよいのかすら明確になっていないなかで、実践力を身につけるために「カリキュラム・マネジメント」が重要だということにも言及されています。

　本書はこうした近年の教育学や看護教育の分野で話題になっている用語をアクティブ・ラーニングとの関係で整理し、今後の看護教育の内容や方法を検討するものです。特に、教育学で求められている教育方法や授業づくりの改革を、看護教育の視点から整理し、今後の看護教育の授業づくりの方向性や実践課題について指摘することを目的にしています。

　こうした発想で本を執筆しようと考えたのは、もともと、教育学と看護教育には様々な接点があると筆者が感じていたからです。すなわち、小学校や中学校の教師を育てる教師教育と看護師を育てる看護教育の間には、「人を相手にする専門職の育成」という点で、とても多くの共通点があります。本書では、こうした共通点を意識しながら、アクティブ・ラーニングを深く理解する際に不可欠な

キーワードを解説し、看護学校などにおける授業づくりの方法を検討してみたいと考えています。

　本書は、上記のような目的意識のもとに書かれていますので、教育学の知見を前提にして、看護教育でその考え方を活用・応用したら、どのような授業を展開できるのかという論旨で書いています。可能な限り、看護学校などで展開されている授業を例示しながら論じることを心がけていますが、筆者は看護学が専門ではありませんので、ときどき看護学を専門にしている方からすると違和感のあるとらえ方や記述があるかもしれません。そうした場合には、本書は看護学の内容を解説する本ではなく、看護の話題はあくまでも例として示しているととらえていただき、例示した授業の奥にある教育学的な知見を読み解いていただければ幸いです。

　アクティブ・ラーニングは、本来、授業者にとっても、学習者にとっても楽しいものです。実践力を身につけるために様々な活動を用意しなければならないものでありますが、かといって基礎知識をないがしろにするものではありません。むしろアクティブ・ラーニングをとおして積極的に知識を取り込み、知識量も増大するものであると考えています。本書が、こうしたアクティブ・ラーニングの基本的な考え方や実践方法を正しく理解し、学生が看護を楽しく、そして深く学ぶことができる授業づくりの礎となれば幸いです。

　本書を執筆するにあたり、相模原看護専門学校および徳島県立総合看護学校の先生方には、研究授業やFD研修会を通して、アクティブ・ラーニングの授業づくりや看護実践能力に関して多くの示唆をいただきました。

　また、メヂカルフレンド社の斎藤公泰様、塚田彌生様には、看護教育の内容などに関して多くの情報をいただき、本書の内容や構成に関しても様々なアドバイスをいただきました。ここに記して感謝申しあげます。

2019年7月

新井英靖

目次

序章　アクティブ・ラーニングは「方法」ではない ———— 1

1　高等教育の実践改革が求められている ———————————— 1
2　アクティブ・ラーニングにおける「方法主義」批判 ——————— 2
3　本書の内容と構成 ——————————————————————— 3

第I部　「深い学び」につながるアクティブ・ラーニング ——— 5

第1章　「深く学ぶ」とはどういうことか？ ————————— 6

1　アクティブ・ラーニングが注目される理由 ——————————— 6
2　看護教育で求められる「アクティブ・ラーニング」とは？ ———— 8
3　「アクティブ・ラーニング」の落とし穴 ———————————— 9
4　「深い学び」と「浅い学び」 ——————————————————— 10
5　「深い学び」を創出するアクティブ・ラーニングの実践課題 ——— 11

第2章　「コンピテンス」を育てる授業の方法 ——————— 13

1　「コンピテンス」とはどのような資質・能力か？ ——————— 13
2　「コンピテンス」と「スキル」の関係 ————————————— 16
3　資質・能力（コンピテンス）を構成するもの ————————— 18
4　コンピテンスを育てるための教科書の活用 —————————— 20

第3章　アクティブ・ラーニングとカリキュラム・マネジメント —— 23

1　学びをクロスすることで汎用的能力が身につく ———————— 23
2　科目間を横断的にとらえた授業づくりの必要性 ———————— 23
3　看護教育におけるカリキュラム・マネジメント ———————— 26
4　カリキュラム・マネジメントの方法 ————————————— 27

第II部　「深く学ぶ」ためのアクティブ・ラーニングの授業設計 —— 31

第4章　「現実」と「虚構」を往復する授業設計 ——————— 32

1　「変化する状況に対応する力」とはどのようなものか？ ———— 32
2　現実から離れた「セカイ」のなかで想像する ————————— 33

| 3 | 「事例」をとおしてアクティブに深く学ぶ | 36 |
| 4 | 「見方・考え方」の育成は授業者が視点をもつことから | 38 |

第5章　看護の本質を踏まえた教材の開発　40

1	教えたいことの「本質」を見極める	40
2	医療・看護分野の大きなテーマと学習者の関心	40
3	学問の「本質」と「私」との接点を見つけ出す	42
4	「葛藤」するなかで深く学ぶ	44
5	「看護の本質」を踏まえたアクティブ・ラーニングの展開	45

第6章　「共同的な学び」のなかで深める思考力・判断力　49

1	アクティブ・ラーニングのもととなる活動理論	49
2	「考えて活動する」のではなく、「活動しながら考える」	50
3	アクティブ・ラーニングが活性化するグループ編成	52
4	ファシリテーターとしての教師の役割	53
5	授業者は「黒子」なのか、「指揮者」なのか	54

第III部　アクティブ・ラーニングをとおして実践力を育てる　57

第7章　実践力につながる「表現力」の育成　58

1	「理解」と「表現」はどちらが先か	58
2	表現する道具としての「言語」の機能	59
3	「表現」が生まれる文脈と切迫感	61
4	「表現」は「鑑賞」の上にある	63

第8章　「主体的な学び」を発展させる教材開発　66

1	「主体的な学び」を「深い学び」に発展させる	66
2	「深く学ぶ」ための教材開発	67
3	「教材」をとおして複眼的に考える力を育てる	69
4	教材解釈と「問い」の精選	70

第9章　「対話」をとおして深く学ぶ —技術演習の指導方法—　74

1	「対話」をとおして「技術」を学ぶ	74
2	アクティブ・ラーニングのなかでの「対話」	75
3	「回り道」の思考・判断を促すアクティブ・ラーニング	77

第IV部　リフレクションは「実践力」を高めるか？ ——— 81

第10章　アクティブ・ラーニングをとおして育てる「想像力」 ——— 82

1	経験するだけでは「コツ」は身につかない	82
2	集団のなかで育つ「想像力」	83
3	話し言葉から書き言葉への発達	85
4	見えないものを想像する力を育てる授業	86

第11章　理論と実践を往還するリフレクション ——— 90

1	「理論と実践の往還」が注目される理由	90
2	理論と実践の往還に求められるカリキュラム・マネジメント	91
3	看護教育で理論と実践を往還させるには	92
4	「理論」はどのようにすれば実践と結びつくのか？	94

第12章　「実践知」の習得とリフレクション ——— 98

1	省察的実践家に備わっている「実践知」	98
2	「省察的実践家」の技術習得過程	99
3	「わからなさ」から「身体的実感」へ	100
4	従来の授業と「逆向き」にして授業を展開する	103

第V部　アクティブ・ラーニングを展開する看護教員の授業力 ——— 107

第13章　看護の「質」を高める授業づくり ——— 108

1	専門家の「質」が問われる時代	108
2	質的に看護を分析する「眼」を育てる	108
3	退院後の生活を想像する	109
4	看護過程を考える授業の実際	111

5 看護をプロセスでとらえる力を育てる ———————————— 113

第14章　アクティブ・ラーニングと看護実践能力の評価 ——————— 116

1 専門職業人の「実践力」を評価する ———————————————— 116

2 「評価指標」を重層的にとらえる ———————————————— 117

3 「実践力」とはスキル（知識及び技能）の集積なのか？ ——————— 117

4 汎用的能力を評価する際の留意点 ———————————————— 119

第15章　学生の学びの過程をとらえる研究授業 ————————————— 122

1 看護教育における研究授業の必要性 —————————————— 122

2 授業設計＝「しかけ」の検討を大切にする ——————————— 124

3 発問（Question）の工夫と話し合い活動の検討 ———————— 126

4 学生の「対話」と「学びの深まり」の関係を見つめる ——————— 129

5 多様な研究授業と研究協議の方法を組み合わせる ——————— 132

第16章　アクティブ・ラーニングが苦手な学生への指導方法 ————— 134

1 発達障害の特性とコミュニケーションや人間関係の困難 ————— 134

2 アクティブ・ラーニングに参加することの難しさ ———————— 136

3 「障害」に対する合理的配慮を提供する ———————————— 138

4 学生との合意形成と学生に対する教育的な指導 ————————— 140

5 卒業までの「流れ」をつくる学修支援 —————————————— 141

終章　看護教員のキャリア形成とアクティブ・ラーニング —————— 145

1 価値観の転換が求められる実践改革 —————————————— 145

2 教員の授業設計力が問われるアクティブ・ラーニング —————— 146

3 生成・変化する授業のなかで成長する看護教員 ————————— 147

索引 ————————————————————————————————— 149

序章 アクティブ・ラーニングは「方法」ではない

1 高等教育の実践改革が求められている

　「アクティブ・ラーニング」という言葉は、様々な分野でかなり浸透してきました。小学校や中学校では、10年以上も前からアクティブ・ラーニングの前身ともいえる「言語活動の充実」を掲げて授業を実践してきました。その結果、解説中心の授業は影を潜め、一つの授業のなかで必ず「話し合う」場面を設けて授業が展開されるようになりました。

　同様に、ここ数年、大学、専門学校といった高等教育機関においても、アクティブ・ラーニングが盛んに展開されるようになっています。21世紀という時代には、こうした教育改革は全世界的に不可避であると思われますので、大学の教育といえども授業改善が不可欠であり、今後、教員の指導の質を含めてさらに改革が求められると思われます。

●アクティブ・ラーニングの本質は何か？

　ただし、こうした「授業方法の改革」が急激に進められることに不安や危惧がないわけではありません。それは、アクティブ・ラーニングの本質を理解することなく、「話し合い活動」や「発表（プレゼンテーション）」といった**形式ばかりに注目が集まっていないか**という点です。確かに、こうした学習の形式が取り入れられれば、学生は講義形式で一方的に解説されるだけの授業よりは「アクティブに（主体的に）」学んでいるように見えるかもしれません。しかし、**「そうした活動を与えれば、学生は学ぶべき内容を深く理解できるようになるのか？」**という疑念は残されたままです。

　こうした疑念の奥に潜む授業づくりの課題を端的に指摘するならば、**「学生はそのテーマを本当に話し合いたいと思っているのか」**という点です。すなわち、学習する側が本気で話し合ってみたいと思うテーマが与えられていないのに、教員の求めに応じて「ただ、話し合っているだけ」の授業になっていることがあるという点を私たち教員は常に意識しなければなりません。そのため、アクティブ・ラーニングを実践しようとしたら、「どのように話し合わせるのか？」という授業方法を検討するだけでなく、**「深く学び合えるテーマ」について追究することが必要**です。

●「深く話し合いたいと思えるテーマ」はあるか？

　教育学のこれまでの歴史を振り返ってみると、学習者の学びに活動を取り入れ、アクティブ・ラーニングを提供する実践は数多く試みられてきました。この実践のなかで、必ずといってよいほど議論されてきたことが、「活動主義」に陥ってはいけないということです[1)~3)]。

　おそらく、同様の課題が看護教育にもあると考えられます。すなわち、アクティブ・ラーニングを実践しようとして、授業中に学生どうしで話し合う機会を用意したとしても、そこに「深く話し合いたいと思えるテーマ」がなく、低調な話し合い活動となってしまったという経験のある教員は多くいると思われます。

　また、いろいろな看護技術を演習室などで行っていても、ただ包帯を巻いているだけで、包帯法の奥にある人体の構造や手当ての「深い理解」ができていないという実感をもつ教員もいるのではないでしょうか。看護技術には、「コツ」のようなものがあるということはすべての教員が感じているけれども、はたして「コツ」というものはどのようにして身につけていくのかと問われると、自信をもって答えられる教員は多くないと考えます。

2　アクティブ・ラーニングにおける「方法主義」批判

　このような、学習内容の本質や技術の奥にある看護の本質をなんら検討しないまま、ただ「話し合わせる方法」を研修し、アクティブ・ラーニングを実践してしまったら、そうした実践は早晩、行き詰まります。そして、そうした表面的なアクティブ・ラーニングの実践では、**21世紀に求められている看護実践力を身につけて学生を卒業させることはできない**と思われます。

　本書は、こうしたアクティブ・ラーニングの実践課題に対応しようとして執筆されたものです。そのため、本書は単に「アクティブ・ラーニングの方法」を紹介するものではありません。むしろ、アクティブ・ラーニングを表面的にとらえた「方法主義」を批判的に検討し、「アクティブ・ラーニングの本質」を理解しながら、看護教育を実践していくことができるようになることを意図しています。

　といっても、筆者は看護教育を専門とする研究者ではありません。アクティブ・ラーニングを研究する教育学の研究者として、**看護教育でも活用できるアクティブ・ラーニングの基本的な考え方と実践方法を丹念に論じよう**と考えています。そうした記述をとおして、看護学校の学生が確かな専門性や実践能力を身につけていくことができる教育方法の重要なポイントを明確にすることが本書の目的です。

　以上のことから、本書では、看護学校の授業の場面を取り上げて具体的に論

じていきますが、筆者の主たる論点は、あくまでも「アクティブ・ラーニングの本質や原理」をしっかり押さえるところにあります。アクティブ・ラーニングを実践してみたけれど、学生の授業参加が「いまひとつ」と感じている看護学校の先生方に、アクティブ・ラーニングの原理や本質に立ち返ってもらい、学生がアクティブに学ぶなかで深く理解していくためのポイントをつかめるようになること——これが本書を貫く目的であり、本書を読み終えたときに読者に到達していただきたい目標です。

3 本書の内容と構成

　それでは、本書がアクティブ・ラーニングの方法を中心に論じるのでないならば、主として何を論じていくのでしょうか。それは、アクティブ・ラーニングが目指す **「深い学び」へと導く学習プロセス** であり、**「(看護における) 理論と実践の往還」** の方法です。

　こうした「深く学ぶプロセス」や「理論と実践の往還」は、近年、教育学部では盛んに議論されています[4]〜[6]。これらの研究からわかることは、授業に「話し合い活動」を取り入れるといった表面的な授業改革ではなく、大学での講義と実践現場での経験を「同時並行的」に展開するなど、学生の学びのカリキュラムを創り出していくことが重要だということです。

図序-1: 本書の主な構成と内容

アクティブ・ラーニングの核となるテーマ

アクティブ・ラーニングの実践において、授業者が深く理解しておく必要があるテーマを章ごとに取り上げる。

各章に共通する構成

アクティブ・ラーニングの実践において、なぜそのテーマを取り上げる必要があるのかを解説する。また、そうしたテーマにかかわるこれまでの知見を紹介する。

看護教育でアクティブ・ラーニングを実践するにあたって留意すべき点をまとめる。

看護学校や大学において、そのテーマに関する実践方法を解説する。このとき、小学校や中学校あるいは教育学部などですでに実践されている内容を紹介し、アクティブ・ラーニングの具体的なイメージをもてるようにする。

アクティブ・ラーニングの実践を看護教育で応用するとしたらどのような実践になるかを解説する。このとき、看護学校などで行われている講義・演習・実習などの様々な内容を取り上げ、授業づくりの方法を具体的に示す。

序章　アクティブ・ラーニングは「方法」ではない　　3

これは、従来の教師教育が、大学（キャンパス）において理論を学んだうえで、実習などの現場でその理論を活用するという形で進められてきたことから考えると、画期的な改革が進められていると考えられます。本書はこのような教育学の分野で進められてきたアクティブ・ラーニングの授業づくりの知見と、教師教育の分野で展開され始めた理論と実践を往還するカリキュラムづくりについて紹介しながら、看護教育を考えるものです。そのため、教育学と看護教育をクロスさせ、看護教育の今後の実践課題を考えることを目的にしています。

　本書は主として図のようなパターンで書かれています（**図序-1**）。すなわち、各章の冒頭部分で教育学の理論や小学校や中学校あるいは大学などで実践されているアクティブ・ラーニングの授業を紹介し、後半部分でそれを看護教育に応用するとしたらどうなるかという点を検討しています。

●授業づくりに「近道」はない

　本書はアクティブ・ラーニングの基本から応用へと発展させていくことができるように論じていますが、各章は独立した内容であり、どの章から読んでも理解できるようになっています。アクティブ・ラーニングの授業を実施しようとして、よくわからない点やうまくいかないと感じている内容に最も近い章から読み、日々の授業改善のヒントにしていただければ幸いです。

　また、本書の内容は、章ごとに異なる視点から述べていますが、アクティブ・ラーニングで大切にすべき点には共通していることが多いため、似たような内容が重複して書かれている箇所があります。そうした重複して記述されている内容はアクティブ・ラーニングの要点であると理解してください。

　どのような授業においても「完成」というものはなく、そこに至るまでの「近道」もありません。各章で議論されているアクティブ・ラーニングの基本的な考え方をていねいに、一つずつ自分のものにしていくなかで、各教員の授業実践が厚みを増していくことを期待します。

【文献】

1) 湯川恵子，他：学びへのコミットメントを引きだす学習者主体のルーブリック作成と自己評価，国際経営フォーラム，27：217-236，2016.
2) 山中吾郎：「アクティブ・ラーニング」導入の背景と課題；小学校国語科の授業を中心に．教育学研究紀要（大東文化大学），7：1-17，2016.
3) 中央教育審議会教育課程企画特別部会：教育課程企画特別部会における論点整理について（報告），2015.
4) 内健史：教えることを学ぶことに関する一考察（3）：実践的教職科目の取組をとおして，鹿児島大学教育学部教育実践研究紀要，26：319-326，2017.
5) 住野好久，他：国立教員養成系大学・学部における教育実習カリキュラムの系統化に関する研究；教育実習改革の動向調査をふまえて，日本教師教育学会年報，13：84-93，2004.
6) 釜田聡，濁川明男：「学ぶ」ことの意味を問い続けるフレンドシップ事業の意義；継続的な子どもたちとのふれ合い活動「学びクラブ」の実践を通して，日本教師教育学会年報，13：122-131，2004.

第1部

「深い学び」につながる
アクティブ・ラーニング

第Ⅰ部

第Ⅱ部

第Ⅲ部

第Ⅳ部

第Ⅴ部

第I部　「深い学び」につながるアクティブ・ラーニング

第1章 「深く学ぶ」とはどういうことか？

1　アクティブ・ラーニングが注目される理由

　近年、専門学校や大学といった高等教育分野は、アクティブ・ラーニングを軸に教育方法改革が進められています。この改革は、これまで一方的に知識を伝達するように進められてきたものを、**学習者が主体的に知識を得ようとする授業へと転換しようとするもの**です。そのため、教授中心で行われてきた大学などの講義を、学習者中心の学びへと転換しようとするものだといえます。

　振り返ってみると、20世紀に広く普及した大学などでの学びは、「啓蒙」という言葉で表現されていました。すなわち、知識を体系的に深く理解している「教授」とよばれる人が、そうした知識をもっていない無垢な学習者に「講義」を授けることが大学などの大きな役割でした。

　こうした啓蒙システムを広く国民に普及するために、固定机の大教室に学生を集め、「一斉に講義を聴講する」というスタイルが「大学らしい授業」として定着してきました。時には1000人くらい入る大講義室で、教授が一方的に話すスタイルの講義であっても、「その先生の知識を得たい」という理由で立ち見が出るほどの人気講義もあったと聞いています。

●アクティブ・ラーニングの時代に求められる能力

　しかし、近年、こうしたスタイルで学んだのでは、21世紀に求められる「資質・能力」を身につけることはできないと考えられるようになりました。いつしか大学は「社会で役に立たない学問ばかり講義している」といわれるようになり、「象牙の塔」という表現が批判的に用いられるようになりました。

　21世紀になると、こうした社会や産業界からの批判が学校教育の授業改革にも影響を与えるようになりました。そこでは、単に知識を体系化して習得するだけでは不十分であり、一人で学ぶのではなく、仲間とディスカッションしたり自分の考えをまとめてプレゼンテーションするなどして、知識を活用したり応用したりする力が求められるようになりました。こうした教育方法改革の全体を総称したものが「アクティブ・ラーニング」です。

　このため、アクティブ・ラーニングでは「知識」を量で測るのではなく、「ネットワーク化」することが重視されます。これは、大学教授の講義を受けて、最もよ

く理解している人から知を入手しようとする「知識論」を転換することが必要だということを意味しています。さらに、知識のネットワーク化が求められるならば、「覚える」ことではなく、思考し、判断し、表現することをベースに学習しなければなりません。このように、アクティブ・ラーニングは、人間の「知」の構造をも変化させていくことが求められます。

●これまでの社会が教育に求めていたもの

実は、教育学の分野では、こうしたアクティブ・ラーニングに類似した教育方法は、大正時代にすでに開発され、実践されていたことがわかっています[1]。つまり、こうした手法を取り入れた学習は、日本ではすでに100年も前から実践されていました。それでは、なぜ今、この時期にアクティブ・ラーニングがこれほど注目されているのでしょうか。そこには社会の進展が大きく関係しています。

大正時代にも検討されたアクティブ・ラーニング[*1]は、やはり「知識を詰め込む」ことを主眼にした学習指導の方法を打破するために開発されたものでした。しかし、当時の社会が教育に求めていたことは、広く国民に読み書き計算の基本と一般的な教養を等しく提供することでしたので、むしろ知識を体系的に教授してくれる「先生」はとても貴重な存在でした。

大学教育に関しても、まだ大学の数も限られたなかで、より多くの人に専門的知識を提供していくには、大教室での一斉講義は時代のニーズに合っていました。大正時代はこういう状況でしたので、アクティブ・ラーニングへの教育方法改革は、その必要性を提唱する人がいても、なかなか主流とはなりませんでした。

●「量」から「質」への転換

一方で、現在は社会のインフラ整備も進み、(少子化なども重なり) 希望すれば大学や専門学校で学ぶことが比較的容易になりました。こうしたなかで、大学や高等専門学校では、「学びの質を保障する」ことが課題となり、大教室での一斉講義よりも、他者と相互作用的に学び合える授業が求められる時代となりました。

加えて、21世紀になり情報通信技術が高度に発達し、すべての国民がインターネットから情報を得られる時代になりました。そのため大学や専門学校での指導は、「知識を記憶すること」よりも、それを活用することに価値が置かれる時代となってきました。特に、最近10年間では人工知能 (AI) が急速に発達し、現在ある仕事の多くがなくなるという試算も出され、社会の急速な変化のなかで対応できる人材育成が求められています[*2]。

こうした時代の変化が、これまでの教育方法を大きく転換する必要性を強く認識させるようになったということです。そのため私たちが「アクティブ・ラーニン

*1——当時のグループワークは「動的分団式教育法」などとよばれていました。これは、「分団 (グループ)」で「動的 (ダイナミック)」な教育を展開するという意味です。

*2——この点については**文献4、5**などを参照.

第1章 「深く学ぶ」とはどういうことか?　7

グ」を取り入れていく際には、このような時代の変化を踏まえた授業づくりが求められます。

2 看護教育で求められる「アクティブ・ラーニング」とは？

こうした社会の急激な変化に対応していかなければならない事情は、教育学部における教員養成や看護学校などにおける看護師養成ではより顕著です。それは、専門知識や技能を「もっている」というだけでは不十分で、**児童生徒や患者といった「人」に合わせて、知識や技能を活用していくことが強く求められる「現場」のある学問だから**です。

● 社会の変化に応じて変わる看護教育

看護師養成を例にすると、現在では、看護師になるための体系的なテキストが数社から出され、そのテキストの内容を補足するための副教材も充実しています。授業においても、資料の付録DVDを使って動画を視聴することができますし、実技の科目では精巧なモデル人形を用いて、「見て、触って」理解できる教材・教具がたくさん提供されています。医療や看護の情報収集という点でいえば、インターネットからでも豊富な知識を得ることができる時代になりました[*3]。

ただし、便利な世のなかになって、看護技術を習得することが昔に比べて容易になったかというと、看護教育の関係者はだれ一人としてそのように実感していないでしょう。むしろ、**社会が進化・発展するにつれて、入院患者の多様性を考慮して看護しなければならなくなっています**。これは、単に病気の種類や入院患者の年齢構成が多様になったということばかりでなく、人々の価値観が多様化し、生活の場でもある病室で看護師に求められる要求水準が高くなってきたという側面もあるでしょう。

● 「人を相手にする専門職」を育てる

このように、看護に必要な「知識を得る」という点では多様な教材をとおして学習できるようになった一方で、そうした**知識や情報を多様な患者に活用することに指導時間をかけることが必要な時代**になっています。こうした活用力・応用力を身につけるために、アクティブ・ラーニングが注目されるようになったということです。

もちろん、このような実践上の課題は、看護学校での指導場面よりも、実際に病室で患者と対応する新人看護師にとってのほうが喫緊の課題であるかもしれません。病院で看護する場合には、看護学校での授業のように、「90分の講

*3──もちろん、インターネットに掲載されている情報の真偽を自ら判断できるかどうかという力を身につけることが求められます。こうした力を教育学の分野では「メディア・リテラシー」とか「サイバー・リテラシー」とよんできましたが、これらはやはり知識を一方的に伝達する時代が終わりを迎えた1990年代以降に出現しました。

義のなかで、事例を取り上げて、どのように看護していくかを考える」という余裕
はなく、瞬時に判断し、行動に移さなくてはなりません。そうした現場で新人看
護師を指導する立場にある者は、自らの業務を抱えながらの新人指導でもあるの
で、「新人看護師に考えさせなくてはいけない」と自覚していながらも、つい「〜
のように対応して」と指示を出してしまうことが多くなります。

　しかし、看護師をはじめとする「人を相手にする専門職」に課されていることは、
そもそも「〜のように対応して」というような「指示どおりに動く」ことでクリアで
きるような単純な課題ではありません。こうした時代の変化に対応するために、
アクティブ・ラーニングを取り入れ、「実践力」を高める指導が求められているので
す。

3 「アクティブ・ラーニング」の落とし穴

　ここまで、アクティブ・ラーニングが求められる時代背景について詳しくみてきま
したが、ここからはどのように実践するかという点に焦点を当てて考えていきたい
と思います。まず、**アクティブ・ラーニングを実践するうえで陥りがちな「落とし**
穴」を浮き彫りにして、どこに実践上の課題があるのかをみていきたいと思います。

　アクティブ・ラーニングという学習形態は、「一斉講義で、一方的に話をするの
ではなく、学習者が主体的に学ぶものである」という点が強調されています。この
こと自体は決して間違いではありませんので、これを実現しようとすると教員とし
ては、学習者が主体的に学ぶことができる授業の方法を知りたくなるものです。

●学習者の興味・関心だけでは不十分

　しかし、実はそこにアクティブ・ラーニングの「落とし穴」があります。それは、話
し合い活動をどんなに工夫して展開したとしても、**「知識を入手する」というスタ**
ンスで学んでいたのでは、学んだことを実践現場で活用・応用するという本来の
目的を達成することは難しいからです。そもそも、**ある学問内容を体系的に指**
導するのであれば、一斉講義のほうが効果的です。そうした方法では十分な実
践力を身につけることができないと指摘されている時代に広まったアクティブ・ラー
ニングですので、単に**学生の興味・関心を踏まえた学習内容や話し合い活動を**
取り入れるというだけでは不十分であり、もっと社会の変化に対応していくこと
ができる授業展開を考えなければなりません。

　そのため、**「この授業でどのようなことを身につけさせたいのか」**ということを
教員が明確に意識していなければなりません。教科書に沿って解説をしていれば
よかった時代は、そうした意識が多少希薄であっても、教科書を読み込めば内

第1章　「深く学ぶ」とはどういうことか?　　9

容はある程度理解できました。しかし、アクティブ・ラーニングでは、活動と学び
をどのように結びつけるのかという点を教員がかなり明確にしておく必要がありま
す。

　これは、**「教師が指導性をもって教える」**ことと、**「学習者が自ら考え、学ぶ」**こ
とという**2つの視点をどのように統一するか**が重要であることを示すものです。
こうした点を踏まえると、活動的に学習をしていたかという点ばかりに着目するの
ではなく、**「深い学び」**につながっているかどうかが重要となります。

4 「深い学び」と「浅い学び」

　学習に「深い学び」と「浅い学び」があるといわれると、何となくそういう区別は
できそうに感じますが、改めて「深い学び」とはどのような学びであるかと問われ
ると、はっきりとした定義を述べることができる人は少ないかもしれません。それ
こそ、この2つの言葉の違いを皮相的にとらえてしまったら、簡単に理解できる内
容が「浅い理解」で、専門家しか知りえない内容が「深い学び」ということになり
ます。

　しかし、「深い学び」というものは、知識の難易度ではありません。そうではな
く、**「概念を既有の知識や経験に関連づける」**ことや**「共通するパターンや根底
にある原理を探す」**ことなどによって、**「意味」**を追究しようとすることであるとさ
れています[2]。もちろん、「浅い学び」と「深い学び」を明確に線引きができるわけ
ではなく、両者の境界はあいまいですが、アクティブ・ラーニングの結果、**知識や
経験が結びついたり、共通するパターンに気がついたりして、「意味がわかる」
こと**が**「深い学び」**ということになります。

●知識や経験を関連づけて深く学ぶ

　「基礎看護学」の授業を例にして考えてみましょう。基礎看護学では、「食事・
排泄・清潔・活動」などの（人間としての）基本を学ぶことになっています。こうした
学びは、専門科目において症状別に学習することや、小児・成人・老年などの年齢
による違いを学ぶことへと発展させ、多様な患者に対応できる実践力となるよう
にカリキュラムが組まれています。さらに、こうした学習の先に「実習」が位置づ
けられ、（実習生という立場ではあるが）実際に患者に対応することで、さらに「深
い学び」ができるようにするのが看護学校での教育課程の構造です（**図1-1**の点
線の矢印）。

　しかし、アクティブ・ラーニングで重要なことは、こうした（**図1-1**に点線で示し
た）科目の並び方ではなく、「知識を相互に関連づけてより深く理解する」学びと

なっているかどうかです。たとえば、基礎看護学で学び、修得した「食事」の知識が、成人看護学などの専門科目で取り扱う消化器系の疾患をもつ患者の理解を下支えし、看護過程を深く考えられるようになるというように、いくつかの科目と学びがつながり、**「わかった！」**という実感をもつことが重要となります（図1-1の実線部分）*4。

このように、「深い学び」とは、個々の授業科目を受講していれば自然と結びつくのではなく、学生の内面に新しい認識の構造を創り出していくように**知をネットワーク化**していくことであると考えます。

5 「深い学び」を創出するアクティブ・ラーニングの実践課題

それでは、このようなアクティブ・ラーニングを実践するためには、授業者はどのような姿勢で学習者を指導する必要があるのでしょうか。

これまで指摘してきたアクティブ・ラーニングの原理や方法を踏まえると、最初に指摘できることは**「形式にこだわらない」**という点です。たとえば、看護学校などの教育では、いわゆる「座学（教室という場所で教師が学生に向けて一斉に講義をする形態の授業）」は必ず存在します。こうした**「座学」においても、アクティブ・ラーニングは可能**です*5。

たとえば、二択の選択肢を示しどちらかに手をあげてもらったり、グループで話し合わせて発表してもらうという授業はアクティブ・ラーニングです。もちろん、ここでも「形式」が大切なのではありませんから、「ただ話し合いをさせればよい」ということではなく、あるいは「挙手させるような授業を展開すればよい」というこ

*4──たとえば、テキスト『臨床看護総論』には、「食事は、身体と心、そして社会的関係性といったものと密接に結びついている日常生活行動である」と書かれています6)。このような「一般化された理論」はある特定の科目で理解できるのではなく、看護学校全体の学びをとおして理解していく必要があります。こうした「深い学び」を行うためには、アクティブ・ラーニングをあらゆる授業場面で取り入れていくことが必要となります。

*5──溝上は、アクティブ・ラーニングとはこれまで「教授」することが中心だったパラダイムを「学習パラダイム」へと転換することであると指摘していますが、そうしたなかでもこれまで大学などで行われてきた「講義」形式の授業が不要だというわけではないという点を指摘しています7)。

図1-1：「深い学び」と「浅い学び」の構造

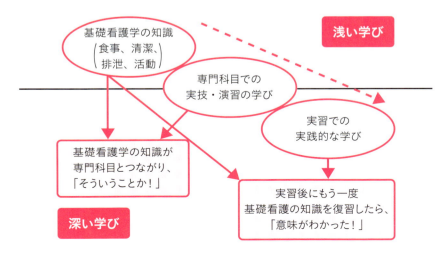

とでもありません。

●教材の特質を踏まえること

これまでのアクティブ・ラーニングの研究においても、**「ただ話し合わせているだけ」の授業では、理解が進んでいる学習者が話し合いを仕切ってしまい、「これでいいよね」と同じグループのほかの学習者に確認をするだけの学習になる場合がある**ことがわかっています。この点について、深澤は、集団での思考は、「解釈のちがい、根拠のある理解や推論をめぐる論争にならない」場合には、「合意の形成も必要ない」ので、「お互いの発言に耳を傾け、聴き合っているように見えて、実は何も理解していない」と指摘しています。そして、そうした授業とならないようにするために、**「教材の特質」を踏まえることが必要である**と指摘しています[3]。

これは、**「話し合う内容」や「二択の問い」が、学習者にとって自分の認識を大きく揺さぶるほどの問題であるかどうかが大切である**という意味です。つまり、学習者が「深さ（本質）」を感じることのできる「教材」や「問い」となっていない授業では、学習者は「先生に聞かれたから考えている」という意識で授業に参加しているだけになり、形式的な学びになってしまうということです。

そのため、アクティブ・ラーニングを展開するときには、授業者が「教材」を深く解釈することが求められます。そして、深い学びへと導く問いの「質」を高めることによって表面的な「手法」を超えた、真正の学び（オーセンティック*6な学び）へと発展させることが、真のアクティブ・ラーニングだと考えます。

本書では、次章以降において、こうした視点から看護教育におけるアクティブ・ラーニングの方法を深く考えていこうと思います。

*6── オーセンティック（authentic）とは、「真正な」と訳されることが多いですが、「本物の」とか「本質をとらえた」というのがその意味するところです。

【文献】

1) 田中智志，橋本美保：プロジェクト活動；知と生を結ぶ学び，東京大学出版会，2012.

2) 松下佳代・京都大学高等教育研究開発推進センター編：ディープ・アクティブラーニング；大学授業を深化させるために，勁草書房，2015，p.12-13.

3) 深澤広明：教材の特質をふまえた発問で教材を吟味する集団思考を，授業力&学級統率力，003：27-29，明治図書，2010.

4) 井上智洋：人工知能と経済の未来；2030年雇用大崩壊〈文春新書〉，文藝春秋，2016.

5) 新井紀子：AI vs. 教科書が読めない子どもたち，東洋経済新報社，2018.

6) 足立みゆき：栄養・排泄が障害されるということ［宮脇美保子編：基礎看護学④臨床看護総論〈新体系看護学全書〉］，メヂカルフレンド社，2012，p.144-157.

7) 溝上慎一：アクティブラーニングと教授学習パラダイムの転換，東信堂，2014．p.12-13.

第1部　「深い学び」につながるアクティブ・ラーニング

第2章　「コンピテンス」を育てる授業の方法

1　「コンピテンス」とはどのような資質・能力か？

　第1章では、アクティブ・ラーニングとは単なる話し合い活動ではなく、深い学びにつながる学習でなければならないと指摘しました。この点を踏まえて、第2章では、**アクティブ・ラーニングで育成すべき「資質・能力」**について考えていきたいと思います。

●「何を学ぶか」から「どのような力を身につけるか」へ

　21世紀になり、日本の教育は、知識を単に習得するだけでなく、活用力や応用力を身につけることを求め、そのための授業づくりと学力評価の方法を追究してきました。たとえば、小学校や中学校では毎年実施している学力診断テストで、「基礎基本」となる知識や理解をみていく「A問題」だけでなく、知識を活用したり、応用したりする「B問題」を出題し、学力を測っています。

　国際学力調査などの結果では、日本の子どもたちは「A問題」に関しては依然として世界トップレベルの学力を誇っていますが、「B問題」については先進各国のなかでも決して高い学力を維持しているとはいい難い状況です。そうしたなかで、2017年に文部科学省は学習指導要領を改訂し、「何を学ぶか」というコンテンツ・ベースの教育から、**「どのような力を身につけるか」というコンピテンス・ベースの教育へと転換**しました[1]。

　以上のような教育改革は、看護教育の分野においても同様に求められていると考えられます。

　その一例として、近年、看護教育の分野でも「社会人基礎力」という考え方が広がり始めています。この社会人基礎力は、経済産業省が出しているものですので、決して看護教育に限ったものではありませんが、看護師に必要な基本的な資質・能力をとらえる指標の一つとして活用されています（**図2-1**）。

　これは、何を学べばこうした社会人基礎力が身につくかということを明確にしているわけではなく、様々な学習活動が累積し、ある時点で評価したら、社会人に必要な力が身についていたというものです。こうした**社会的状況のなかで汎用的に発揮される「資質・能力」を「コンピテンス」**とよんでいます。

第2章　「コンピテンス」を育てる授業の方法　13

●分野ごとに整理される資質・能力

昨今、様々な分野で「コンピテンス」の育成を意識した専門教育が展開されるようになっていて、それぞれの分野で専門的力量を示す指標が開発されてきました。たとえば、厚生労働省から出された「看護師に求められる実践能力と卒業時の到達目標（案）」は、コンピテンス・ベースで看護実践能力を記したものであると考えます（表2-1）。

また、看護教育に少し遅れて、小学校や中学校の教員に対しても「育成指標」とよばれる資質・能力の一覧表が作られました。これは、教員免許を取得する大学の学部段階で育成すべき資質・能力を整理したうえで、ベテラン教師（学校長などの管理職の資質・能力も含めて）の資質・能力までを体系的に示すものです。具体的には、都道府県単位で地域の大学と教育委員会が地域の実情に応じた教員研修計画を策定しながら、教師として求められる資質・能力（コンピテンス）を育てるプロセスを明確にしようとしたものです[*1]。

[*1] 参考までに、茨城県の育成指標は2018年2月に出されています。具体的な内容については、以下を参照ください。
https://www.edu.pref.ibaraki.jp/board/welcome/keikaku/oshirase/shihyou/3-shiyoua.pdf （最終アクセス：2019年7月11日）

図2-1：社会人基礎力の能力・要素

経済産業省が主催した有識者会議により、職場や地域社会で多様な人々と仕事をしていくために必要な基礎的な力を「社会人基礎力（＝3つの能力・12の能力要素）」として定義。

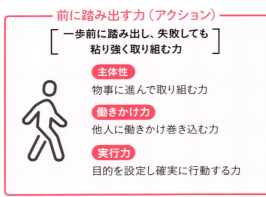

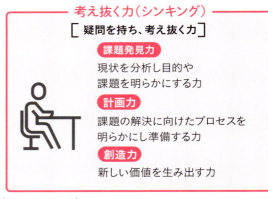

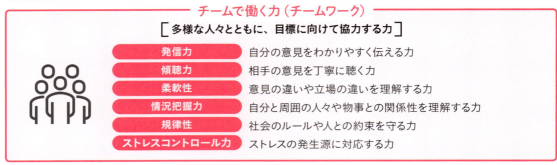

出典／経済産業省「人生100年時代の社会人基礎力」説明資料
http://www.meti.go.jp/policy/kisoryoku/index.html （最終アクセス：2019年4月18日）

表2-1：看護師に求められる実践能力と卒業時の到達目標（案）抜粋

看護師の実践能力	構成要素		卒業時の到達目標	
I群 ヒューマンケアの基本的な能力	A 対象の理解	1	人体の構造と機能について理解する
		2	人の誕生から死までの生涯各期の成長、発達、加齢の特徴を理解する
		3	対象者を身体的、心理的、社会的、文化的側面から理解する
	B 実施する看護についての説明責任	4	実施する看護の根拠・目的・方法について相手に分かるように説明する
		5	自らの役割の範囲を認識し説明する
		6	自らの現在の能力を超えると判断する場合は、適切な人に助言を求める
	C 倫理的な看護実践	7	対象者のプライバシーや個人情報を保護する
		8	対象者の価値観、生活習慣、慣習、信条などを尊重する
		9	対象者の尊厳や人権を守り、擁護的立場で行動することの重要性を理解する
		10	対象者の選択権、自己決定を尊重する
		11	組織の倫理規定、行動規範に従って行動する
	D 援助的関係の形成	12	対象者と自分の境界を尊重しながら援助的関係を維持する
		13	対人技法を用いて、対象者と援助的なコミュニケーションをとる
		14	対象者に必要な情報を対象者に合わせた方法で提供する
		15	対象者からの質問・要請に誠実に対応する
II群 根拠に基づき、看護を計画的に実践する能力	E アセスメント	16	健康状態のアセスメントに必要な客観的・主観的情報を収集する
		17	情報を整理し、分析・解釈・統合し、課題を抽出する
	F 計画	18	対象者及びチームメンバーと協力しながら実施可能な看護計画を立案する
		19	根拠に基づいた個別的な看護を計画する
	G 実施	20	計画した看護を対象者の反応を捉えながら実施する
		21	計画した看護を安全・安楽・自立に留意し実施する
		22	看護援助技術を対象者の状態に合わせて適切に実施する
		23	予測しない状況の変化について指導者又はスタッフに報告する
		24	実施した看護と対象者の反応を記録する
	H 評価	25	予測した成果と照らし合わせて実施した看護の結果を評価する
		26	評価に基づいて計画の修正をする

出典／厚生労働省：看護教育の内容と方法に関する検討会報告書，2011，p.17.（一部を抜すい）
https://www.mhlw.go.jp/stf/houdou/2r98520000013l0q-att/2r98520000013l4m.pdf（最終アクセス：2019年7月11日）

2 「コンピテンス」と「スキル」の関係

　ここで、コンピテンスの意味をとらえるために、「資質・能力」という言葉について確認をしておきたいと思います。一般的に、「資質」とはその人にもともと備わっているものである一方で、「能力」というと後天的に身につけていくものというイメージをもつと思われます。

　これはアスリートなどを例にとるとわかりやすいでしょう。たとえば、どんなに「能力」を身につける努力をしても、アスリートの世界では、もともともっている「資質」の差で勝てない相手がいるということはあります。特に、プロのアスリートになるには、努力をして様々な能力を身につけることが必須ですが、生まれつき高い資質が備わっていなければプロ選手になれないケースもあると考えれば、資質と能力を区別してとらえることができると考えます。

　ただし、「能力」を身につけていくなかで、「資質」が変化するということも考えられます。たとえば、いろいろなことができるようになって、「実は、私はこういう作業が好きだった」と気づくことがあったり、「人とのコミュニケーションのコツがわかってきたりしたら、人と接することが嫌いではなくなった」というような学生もいるでしょう。これは、「資質」というものは、生まれてから不変のものではなく、看護を学ぶ過程でもともとの自分の資質に気づいていく場合もあるということです。

　このように、「資質」と「能力」はそれぞれ別々のものでありながら、両者には関係があります。看護学校や教育学部で行われている専門職業人を育成する初期教育では、生まれつきの「資質」に依存するようなスーパーアスリートを育てているわけではありませんので、**その人のもっている「資質」を基盤にしながら、能力を身につけ、両者が総合的に高まっていく指導が求められます**。そのため、本書では、コンピテンスを構成する「資質」と「能力」をあまり分けずに、これらをセットにして論じていきます。

●「コンピテンス」は状況のなかで発揮される資質・能力

　それでは、「スキル」という言葉は、「コンピテンス」と同義ととらえてよいのでしょうか。

　筆者は（あるいは本書では）**「スキル」と「資質・能力」という言葉は少し区別して用いています**。たとえば、包帯や清拭などの「看護スキル」といったときには、守るべき手続きやできあがりの理想的な状態をある程度、明示することができるでしょう。

　また、治療過程を患者にわかりやすく説明することができるといった「スキル」もあります。ていねいな言葉で、わかりやすく相手に伝えるためには、ある程度

の語彙力は必要であり、その語彙を適切につないで「口述（文章）」する言語スキルはすべての看護師に必要です。

このように、**「スキル」という言葉は広く看護師が行うことのなかで、表面化する「力（パフォーマンス）」を表すときに用いられます**。

一方で、21世紀に求められている「資質・能力」という用語は、もう少し**抽象的な「力」**を表現することが多いと考えます。たとえば、包帯や清拭の技術といっても、単に手続きどおりにできればよいということではなく、小児の小さい身体のときはどうするかなど、相手に合わせた対応ができるかどうかが含まれます。

治療の過程を患者に説明するような能力に関しても、たとえ作文のスキルが抜群に高い人であっても、相手の表情を見ながら言い方を変えていくなど、状況に応じた対応ができなければ、質の高い看護とはいえません。こうしたことまで広げてとらえる資質・能力が「コンピテンス」です。つまり、**「スキル」という場合には、現実世界で具体的に行動化して示すことができるものが多い**のに対して、**「コンピテンス」はそれらのスキルを集積した結果、学習者の内面で高次な能力として結晶化したものを指す**という区別ができます。

もちろん、英語で「social skill（社会的スキル）」といった場合には、コンピテンスのような広い意味での「能力」を表すこともありますので、スキルと資質・能力という用語をまったく異なる概念としてとらえることが適切ではないこともあります。しかし、本書では、便宜的に上記のような区別をして新しい時代の能力論を展開していこうと考えています。

●様々な「スキル」が統合し「コンピテンス」となる

この点について、わかりやすいように多少、簡略化した具体例をあげるとしたら、次のようになります（図2-2）。

たとえば、看護師に求められる能力が「アセスメント」「計画」「実施」「評価」の4つの項目から構成されているとしたら、それぞれの項目において習得すべき「スキル」がある一方で、それらが集積すると、「根拠に基づき、看護を計画的に実践する能力」といった汎用的な「資質・能力（あるいはコンピテンス）」に発展していくと考えられます。

以上のような「資質・能力（あるいはコンピテンス）」と「スキル」の違いについては、それぞれの用語に続く動詞を考えると、より鮮明になるかもしれません。すなわち、「スキル」は「習得する」という言い方をしても違和感はありませんが、「資質・能力（あるいはコンピテンス）」は「習得する」というよりも、「獲得する」といったほうがしっくりくるでしょう。つまり、「資質・能力（あるいはコンピテンス）」は単一の「スキル」では言い表しにくいもので、むしろ、様々な「スキル」が有機的に結びつ

第2章　「コンピテンス」を育てる授業の方法　　17

き、ある年月を経たところで応用可能な状態に高まることをいうのだと筆者はとらえています*2。

3　資質・能力（コンピテンス）を構成するもの

それでは、「資質・能力（コンピテンス）」を育てるために、どのような「力」を育てながら授業を展開していく必要があるのでしょうか。

文部科学省から出されている小学校・中学校に向けた学習指導要領では、資質・能力は「知識及び技能」「思考力・判断力・表現力等」「学びに向かう力、人間性等」といった3つの柱を育てることで身についていくと考えられています。ここで注意しておきたいことは、これら3つの柱は、それぞれ個別に育てていくのではなく、「知識及び技能」から順に身についていくものでもありません。そうではなく、ある学習の単元（あるいは教材）のなかに3つの柱を織り合わせるようにして指導していくことが重要です（図2-3）。

すなわち、「知識及び技能」はその質や量に支えられて、思考や判断、表現を発展させるものですので、決して知識や技能を習得することをないがしろにするものではありません。また、「社会や世界と自己との多様な関わり方を見いだしていく」ときには、自分のことを言語で考えたりしますので、そうした思考の基礎となる

*2──学士力（高等学校卒業後の高等教育機関で身につける専門的な能力）を育てるには、アカデミックスキルとして、「感じる力」「考える力」「コミュニケーション力」および総合力としての「生きる力」が掲げられています。しかし、こうした力を身につけるための具体的なスキルとして、「ノートテイキング」「情報リテラシー」「レポート作成」「プレゼンテーション」などがあげられています[3]。一方で、同じ書籍のなかで、コンピテンスとは、「環境と効果的に相互作用する有機体の機能」としてとらえられていて、「使用される状況と結びつきつつ普遍性ある枠組みの下で意識的・意図的に能力を育成するプログラムがなければ」育たないということが指摘されています[4]。

図2-2：「スキル」と「コンピテンス」の関係

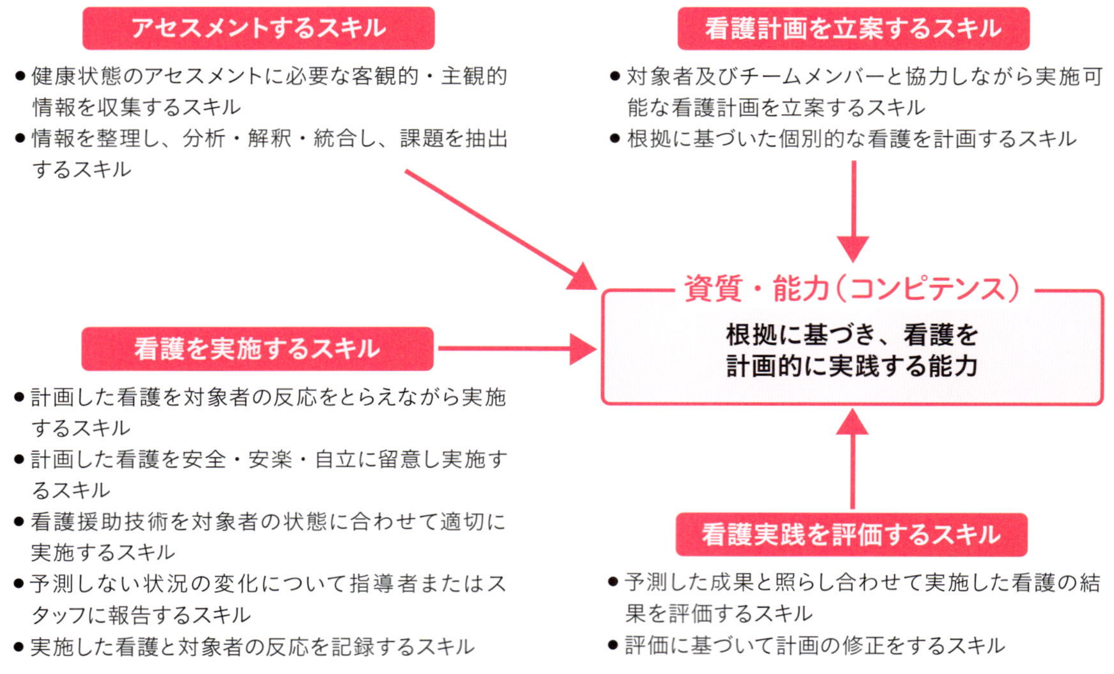

アセスメントするスキル
- 健康状態のアセスメントに必要な客観的・主観的情報を収集するスキル
- 情報を整理し、分析・解釈・統合し、課題を抽出するスキル

看護計画を立案するスキル
- 対象者及びチームメンバーと協力しながら実施可能な看護計画を立案するスキル
- 根拠に基づいた個別的な看護を計画するスキル

看護を実施するスキル
- 計画した看護を対象者の反応をとらえながら実施するスキル
- 計画した看護を安全・安楽・自立に留意し実施するスキル
- 看護援助技術を対象者の状態に合わせて適切に実施するスキル
- 予測しない状況の変化について指導者またはスタッフに報告するスキル
- 実施した看護と対象者の反応を記録するスキル

資質・能力（コンピテンス）
根拠に基づき、看護を計画的に実践する能力

看護実践を評価するスキル
- 予測した成果と照らし合わせて実施した看護の結果を評価するスキル
- 評価に基づいて計画の修正をするスキル

「知識及び技能」を身につけることは不可欠です。

しかし、「知識及び技能」があれば深く考えられるというわけではなく、「状況と自分との関わりを見つめて具体的に何をなすべきかを整理したり、既得の知識や技能をどのように活用し、必要となる新しい知識や技能をどのように得ればよいのか」を考える機会が授業のなかにあることが重要です。そして、何よりも「知識及び技能」や「思考力・判断力・表現力等」の2つの柱を「どのような方向性で働かせていくかを決定付ける重要な要素」として、「学びに向かう力、人間性等」が位置づけられています[*3]。

*3——小学校学習指導要領解説に書かれている内容を筆者がまとめました[5]。

● メタボリックシンドロームの患者への生活指導で考えてみる

こうした3つの柱を看護教育に応用して表現するとしたら、次のようになります。たとえば、成人看護学の授業で「メタボリックシンドロームの患者への生活指導のパンフレットを作る」という課題を出したとします。ここでは、「メタボリックシンドロームとはどのような状態で、どのようなリスクがあるのか」という点や、「食事および運動に関する生活改善」の方法についてまとめなさい、という課題を出しました。

具体的には、5人前後のグループに大きめの画用紙と油性ペンを配布し、それを使ってメタボリックシンドロームの患者への生活指導のパンフレットをまとめさせます。そうすると、学生はメタボリックシンドロームの定義やどのような食事・運動が推奨されているかという「知識」を再確認するでしょう。このとき、そのクラスでは同じ教科書を使っているということもあり、学生が確認し、習得してい

図2-3:「資質・能力」を構成する3つの要素の関連性

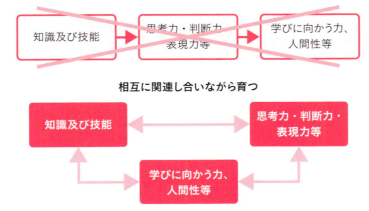

文部科学省（2018）学習指導要領解説各教科編をもとに筆者が作成

第2章 「コンピテンス」を育てる授業の方法　19

く「知識及び技能」はほぼ同じ内容になると考えられます。

　しかし、「思考力・判断力・表現力等」という点からみると、多少、変わってきます。筆者はアクティブ・ラーニングを体験していただくという理由から、上記のような演習を看護学校の先生方にも取り組んでもらったことがあります。そこでは、看護学校の先生方から「リスクをしっかり伝えることが、結果的に生活改善につながるのだから、リスクの部分を多く、はっきりと記すことが重要」という意見が出されたことがありました。また、「食事の改善は、〜のような食事にしましょうといってもできないことが多いから、お米を大盛りから普通盛りにするなど、『できること』を中心に書いたほうがよい」などといった意見も出されていました。

　これは、**メタボリックシンドロームの患者に伝えるべき「知識」と、その患者がおかれている状況（退院後の生活実態など）とが結びつき、「思考力・判断力」が生きて働いている実例**です。そして、**そうした思考や判断を画用紙に「表現」する**という活動がアクティブ・ラーニングであり、学びを深める学習過程となります。

●いつの間にか夢中になっている学習活動

　このとき忘れてはならないことは、話し合いのもとで思考を深め、「表現」を生み出していくことができるのは、**その学習に参加している人たちが患者のことを（遊び半分ではなく）真剣に考え、患者に「自分が知っている知識や情報を正しく伝えたい」と心底から願っている人たちである**ということです。看護学校の先生方にこうした演習を研修のなかでやってもらうと、アクティブ・ラーニングの進め方を学ぶために始めた演習であるにもかかわらず、ついパンフレットづくりに夢中になって取り組んでいる姿をよく見かけます。これは「看護師である自分」のなかにどうしても伝えたいという思いがわき上がってくるからだと考えます。

　逆に、同様の課題を教育学部の学生に課したとしても、教師になりたいと願っている学生にとってはこの課題を「どうしてもできるようになりたい」という思いをもてずにあまり夢中になれないかもしれません。これは、**「看護師になろうとしている私」にとって、向き合って考えてみたいと思う課題であるからこそ、思考が深まり、豊かな表現が生まれるのだ**と考えます。アクティブ・ラーニングでは、こうした意欲を「学びに向かう力、人間性等」と表現し、「知識及び技能」や「思考力・判断力・表現力等」を方向づけるほどの重要な側面であると指摘されています。

4　コンピテンスを育てるための教科書の活用

　もちろん、こうしたアクティブ・ラーニングを行っているなかでも、教科書に書かれている内容と結びつけて学ぶことは可能です。

メヂカルフレンド社から出されている『臨床看護総論』のテキストでは、メタボリックシンドロームなどの生活習慣病の患者の病状や治療過程についての知識が羅列されているばかりではなく、「生活や習慣を変更するのは難しい」といった実践的な知見も書かれています[2]。

こうした点を授業者が拾い上げ、患者に対してどのように働きかけるかを問うことで、状況のなかで考える力が少しずつ身についていきます。このテキストのなかでも、看護師がもっているべき視点として、

- 患者の強い意志と家族や友達などの協力・支援が必要
- それがない場合には、頻繁に入退院を繰り返す可能性が高くなる

というように指摘されています。

このように考えると、「教科書的な知識」という表現も、すでに古い言い方であるのかもしれません。すなわち、教科書においても、看護師が働く現場を想定した記述があり、そのなかでどのような視点をもって看護をしていけばよいかという解説が行われています。

●「教科書を教える」のではなく、「教科書で教える」

もちろん、そうした記述や解説を読んで理解するという「教科書を用いた学習」となってしまったのでは、アクティブ・ラーニングとはいえません。そのため、**事例を使って、看護師が実践している状況をよりリアルに教室で再現する授業**が必要です。

以上のように、アクティブ・ラーニングの授業づくりでは、「教科書に沿って教える」というスタイルから抜け出すことが必要ですが、教科書を放棄して、独自にすべての教材を準備しなければならないというわけではありません。つまり、**教科書のなかにある事例や話題をネタにして、そのなかで深く考えることを促していく**ことが今の時代に求められる授業づくりなのだと考えます。もちろん、教科書に書かれている原則を意識しながら授業者が作った事例を検討することも可能です。

以上のように、「教科書を教える」のではなく、「教科書を使って学ぶ」ということを意識した授業づくりをすることが求められます。そして、こうした学びを創り出すためには、**授業者がカリキュラム全体を見通して、有機的に学びをつないでいくこと＝カリキュラム・マネジメント**が求められているのです。

【文献】
1) 奈須正裕:「資質・能力」と学びのメカニズム，東洋館出版社，2017.
2) 井原緑:慢性期を経験している患者の看護［宮脇美保子編:基礎看護学④臨床看護総論〈新体系看護学全書〉］，
　メヂカルフレンド社，2012，p.86-87.
3) 谷川裕稔編著:学士力を支える学習支援の方法論，ナカニシヤ出版.2012，p.98.
4) 前掲書3)，p.259.
5) 文部科学省:小学校学習指導要領（平成29年告示）解説　総則編，2017，p.36-38.

第Ⅰ部 「深い学び」につながるアクティブ・ラーニング

第3章 アクティブ・ラーニングとカリキュラム・マネジメント

1 学びをクロスすることで汎用的能力が身につく

第2章では、アクティブ・ラーニングをとおして深く学ぶには、「知識及び技能」「思考力・判断力・表現力等」「学びに向かう力、人間性等」を育てることが必要であると述べました。これらの「育成すべき資質・能力」は、それぞれ別個のものとしてとらえるのではなく、一体的にとらえて育てていくことが必要であると考えます。

そして、以上のような「資質・能力」が身につくと、知識をネットワーク化することができ、実践的に「生きて働く力」になると考えられています[1]。こうしたあらゆる状況のなかでも発揮することができる**「汎用的能力」を育てることがアクティブ・ラーニングの目的の一つだ**と考えられています。

●汎用的能力の代表例

「汎用的能力」の代表例としてあげられているのは、**「言語能力」「情報活用能力」「問題発見・解決能力」**です[*1]。これらの力を育てていくためには、すべての教科・領域の授業において指導していくことが必要です。たとえば、言語能力は国語の時間を中心としながらも、あらゆる教科で育てていくものです。そのため、現在の小学校や中学校では、体育の授業でも「作戦会議」などの時間を意図的に取って、その教科ならではの言語能力を育てていくことが求められています[*2]。

このほか、「情報活用能力」は主として、データを読解したり、活用したりして、深く理解したり、表現する力です。また、「問題発見・解決能力」はいわゆるPBL（Problem Based Learning ／ Project Based Learning）などをとおして、直面した課題に対して自ら解決の方策を考えたり、他者と協働的に解決する力です。

こうした力は、看護教育の分野でも重要であると考えます。汎用的能力を看護教育の分野で応用して考えるとしたら、次のようになります[*3]（図3-1）。

2 科目間を横断的にとらえた授業づくりの必要性

それでは、このような汎用的能力を授業のなかで身につけていくには、どうしたらよいでしょうか？

「汎用的」という言葉が意味しているとおり、こうした能力は「様々な状況や場

*1——文部科学省から出された小学校学習指導要領では、こうした汎用的能力が必要な理由として、「豊かな人生の実現や災害等を乗り越えて次代の社会を形成することに向けた現代的な諸課題に照らして必要となる資質・能力」を身につけることが必要であるからとしています。そして、こうした資質・能力は「教科等横断的な視点で育んでいくこと」が必要であるとも指摘されています[4]。

*2——こうした実践を学校教育では「言語活動の充実」とよんでいます。言語活動の充実は、2009（平成21）年に告示された学習指導要領において明記されたもので、小学校や中学校においては、すでに10年以上実践されてきました。

*3——この例示は、あくまでも「言語能力」「情報活用能力」「問題発見・解決能力」から考えられる内容を記したものであり、これが看護教育における「汎用的能力」のすべてを表現しているものではありません。本書では「汎用的能力」を理解するための例示をすることを目的としていますので、今後、「汎用的能力」という視点からどのような項目が看護教育にとって重要なものであるのかを明確にしていく研究は別に必要であると考えます。

面」で活用することができる能力です。こうした力を育てるためには、**表3-1**に示す2つの方法で指導していくことが必要です。

図3-1：汎用的能力と看護教育で身につける力

言語能力

テクスト（情報）を理解したり、文章や発話により表現したりするための力として、情報を多面的・多角的に精査し構造化する力、言葉によって感じたり想像したりする力、感情や想像を言葉にする力、言葉を通じて伝え合う力、構成・表現形式を評価する力、考えを形成し深める力

看護教育で身につける力（例）

病気の原因や治療過程などを言語で表現する力（患者へ説明する力なども含む）

情報活用能力

様々な事象を情報とその結びつきの視点からとらえ、複数の情報を結びつけて新たな意味を見いだす力や、問題の発見・解決などに向けて情報技術を適切かつ効果的に活用する力

アセスメント情報などを読解し、データを活用して看護を考える力

問題発見・解決能力

物事のなかから問題を見いだし、その問題を定義し解決の方向性を決定し、解決方法を探して計画を立て、結果を予測しながら実行し、振り返って次の問題発見・解決につなげていく力

患者や家族の諸問題を解決していく過程を創出していく力（統合科目や看護過程で身につける力など）

出典／文部科学省：小学校学習指導要領（平成29年告示）解説 総則編，2017，p.49-51．より引用

表3-1：汎用的能力の2つのとらえ方

> (1) あらかじめ必要な「汎用的能力」を明確にしておき、あらゆる授業で、その能力と関連させて授業を進めていく
> (2) 学生が学ぶ科目のねらいや習得すべき能力のなかで関連するものを「汎用的能力」としてまとめ、それぞれの科目のねらいの一部を共通したねらいにして授業を進めていく

●すべての科目で育成する資質・能力

たとえば、筆者が教育学部で指導している特別支援学校の教員養成課程の学生は、「①障害のある子どもの困難や発達について深く理解する」とともに、「②的確な実態把握（アセスメント）にもとづき、指導計画を立案し、実施することができる」ということが卒業時までに身につけたい力としてあげられます。

特別支援学校の教員免許状を取得するための科目は様々ありますが、極端にいうと、大学で用意されているほぼすべての科目に、①②の点を踏まえたねらいや内容が含まれていると言っても過言ではありません。たとえば、「肢体不自由児の生理・病理」と「知的障害児の心理診断法」など、異なる対象児に関する講義であっても①と②は共通しています。

一方で、「知的障害児の教育方法」などの実践的な演習や実習などでは、子どもとコミュニケーションをとる力に加えて、「（子どもの発達と障害の実態を踏まえた）教材開発力」や、「（子どもの発達と障害の実態を踏まえた）学習指導案を立案する力」が「汎用的能力」としてあげられます（図3-2）。

この例は教育学部のものですが、**領域と授業科目を看護学校の教育課程に沿って整理すれば、看護教育においても同様に考えることができます**。たとえば、図3-2の「基礎理論」に該当する科目は、看護学校では「基礎看護学」になるでしょうか[*4]。そのうえで、「成人看護学」や「小児看護学」といった各領域の科目群に分けられていると考えられます。

[*4] 看護学校における「基礎分野」（「教育学」や「社会学」、「心理学」などの科目）や「専門基礎分野」（「解剖生理学」や「病理学」などの科目）は、教育学部でいうと教職科目（すべての子どもを対象にした「教育課程論」や「教育心理学」などの科目）に該当します。こうした基礎的な学習の上に、図にあるような「特別支援教育の専門科目群」が用意されているととらえると、教育課程の「構造」が見えてきます。

図3-2: 汎用的能力と各科目の関係性

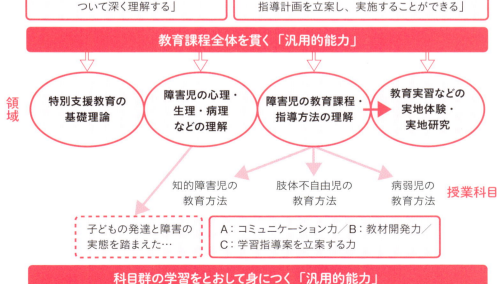

第3章　アクティブ・ラーニングとカリキュラム・マネジメント

3 看護教育におけるカリキュラム・マネジメント

　上記のような汎用的能力と各科目の関係性は、看護教育のカリキュラムにおいても同様です。たとえば、「小児看護学」で用意されている科目群には、「子どもの成長・発達に応じた看護」や「健康障害のある子どもの看護」など、いくつかの授業科目が用意されています。図3-2にある「科目群の学習をとおして身につく『汎用的能力』」については、**これらの小児看護学の授業科目をすべて受講すると、どのような力が身についているのか**という点を整理することで明らかにできると考えます。

　大学や専門学校といった高等教育機関では、領域を分け、その領域のなかでさらに授業科目として細分化し、その授業科目を今度は15コマの各回の授業内容に小分けして教育内容を示すことを「体系化」とよんでいます。しかし、授業科目をこのように細分化してしまうと、その科目群をとおしてどのような力を育てたいかという視点が希薄になり、「何を教えるか」、すなわち「どのような知識や技術を伝授するか」という点に焦点化された授業になってしまいます。

　そうではなく、アクティブ・ラーニングを効果的に進めていくためには、**科目を横断的にとらえた授業を展開し、汎用的能力を獲得できるように指導を進めていく**ことが必要となります。

図3-3：「健康障害をもつ小児の看護」をとおして身につく汎用的能力

1. 健康問題／障害および入院が小児と家族に及ぼす影響と看護
2. 健康問題／障害のある小児の発達段階に応じた看護
3. 健康問題／障害のある小児に必要な看護技術
4. 小児にみられる主な症状と看護
5. 小児によくみられる疾患とその治療
6. 健康問題／障害の経過の特徴と看護の展開
7. 小児と家族に起こりやすい・直面しやすい状況と看護

家族を含めたトータルな視点で看護する

基礎看護学や成人看護学との共通性

小児は発達を踏まえて看護する

個別性（発達・障害）の考慮

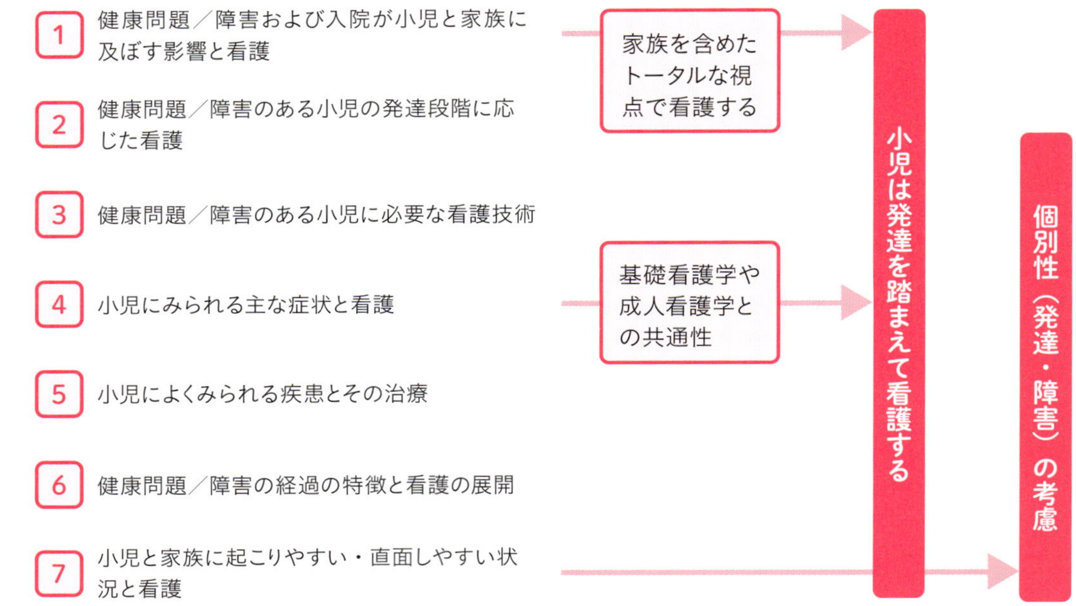

出典／松尾宣武編著：小児看護学② 健康障害をもつ小児の看護〈新体系看護学全書〉，メヂカルフレンド社，2013を参照して作成.

●小児看護学における汎用的能力につながる学び

たとえば、小児看護学の「健康障害をもつ小児の看護」という科目を例にして考えてみたいと思います[2]。テキストでは、図3-3で示した7つの項目が記載されていますが、仮にこれらの内容を15回（1回あたり90分）の授業で指導していくとしたら、各回の授業でどのような知識や技術を取り上げることになるでしょうか。このとき、国家試験で求められる知識や実習などで必要なスキルを踏まえて、各回の授業で何を、どのように教えるかという点を考えていくことも必要です。

一方で、この授業をとおして汎用的能力を育てていこうとするのであれば、「知識や技術」を単発のものとして教えるのではなく、**他の科目などで習得した知識や技術と重ね合わせたり、結びつけたりして、知識をネットワーク化**していくことが必要です[*5]。たとえば、フィジカルアセスメントや様々な疾患などは、基礎看護学や成人看護学でも学習しているでしょう。小児看護学ではこうした内容を基礎にして**「小児の場合どうなるのか」**という視点で応用して考えられるようにすることが**汎用的能力につながる学び**であると考えます。

もちろん、小児看護学では、どのような疾患の子どもでも、「発達」と「個別性」を考慮して看護しなければなりません。こうした「発達」と「個別性」の考慮は、小児看護学の学習全体を貫くテーマであり、最初の授業から卒業後まで、常に意識して看護を考えなければならない汎用的能力であると考えられます。

4 カリキュラム・マネジメントの方法

汎用的能力は一つの授業科目で育つものではありません。むしろ、**いくつかの科目の共通性を学習者が理解したときに身につく**ものであると考えられます。こうした意味で、汎用的能力を育てるために、**「カリキュラム・マネジメント」**がとても重要になります。

カリキュラム・マネジメントというと、授業づくりの課題である前に、教育課程の問題であり、単元計画の問題ではないかと感じる人も多いのではないかと考えます。この点について、小学校・中学校の学習指導要領には、以下のように記述されています[3]。

> 各学校においては、児童や学校、地域の実態を適切に把握し、教育の目的や目標の実現に必要な教育の内容等を教科等横断的な視点で組み立てていくこと、教育課程の実施状況を評価してその改善を図っていくこと、教育課程の実施に必要な人的又は物的な体制を確保するととも

*5──第1章では、知識や技術を重ね合わせたり、結びつけたりして、新しい認識やイメージができるようになることが「深い学び」であるということを述べました。

にその改善を図っていくことなどを通して、教育課程に基づき組織的かつ計画的に各学校の教育活動の質の向上を図っていくこと（以下「カリキュラム・マネジメント」という。）に努めるものとする。

● 教育活動をダイナミックに構成する

ここからいえることは、教育課程とは「決まりきったもの」として静的にとらえるのではなく、**学習者の実態や育てたい資質・能力に従って、ダイナミックに構成し直し、学習者のニーズに応じて最適化**していくものであるということです。もちろん、一人の授業者ができることには限界があります。たとえば、自分が担当している科目と別の先生が担当している科目を有機的に結びつけて授業を行いたいと思っても、別の先生がそうした意識になっていなければ、カリキュラム・マネジメントは成立しません。

また、看護の現場を想定してより実践的に授業を展開しようと思っても、1人の教員で80名の看護学生を指導しなければならない教育条件のもとでは、講義形式で授業を進めていくしか方法がないということもあるでしょう。こうしたときに、空いている教員が一時的にサポートに入るなど、「必要な人的または物的な体制を確保する」ことを行うためには、**学校全体で調整すること（マネジメント）**が必要になります。

このように、アクティブ・ラーニングの実施にあたっては、**こうした学校運営上の問題を無視して、各授業者にアクティブ・ラーニングの導入を求めること**は、とにかく授業に話し合い活動を取り入れるといった**「方法主義」に陥る危険**があります。

● 授業者の工夫でできるカリキュラム・マネジメント

一方、授業者ができるカリキュラム・マネジメントもあります。たとえば、**図3-4**に示した「小児と家族に起こりやすい・直面しやすい状況と看護について学ぶ」というねらいの授業内容を考えたときに、どのような障害を取り上げて授業を展開するとよいでしょうか。授業の時間は限られていて、90分の授業ですべての障害について取り上げることはできないので、看護師になったときに戸惑う可能性がある「発達障害」と「重症心身障害」について取り上げようと考えたとします。こうした授業で取り上げるべき内容の選択は授業者の判断であり、ミクロなレベルのカリキュラム・マネジメントであると言えます。

もちろん、「発達障害」と「重症心身障害」は、表面化している状態（「会話が

できる・できない」「自力で移動ができる・できない」など）が大きく異なりますので、看護の方法も大きく変わってくるでしょう。そのため、図3-4 のように、90分の授業では、展開①で「発達障害」を取り上げ、展開②で「重症心身障害」を取り上げる授業展開にせざるを得ないでしょう。

しかし、「発達障害」と「重症心身障害」を40分程度解説し、残りの時間でまとめるといった授業では、別々の障害を学習したに過ぎず、学生の認識についても様態の異なる2つの障害児に関する「項目（インデックス）」が増えたという程度の学習にしかなりません。

● 状態が大きく異なる障害児に共通していること

このとき、「発達障害」と「重症心身障害」の2つの障害に共通する（小児看護学としての）汎用的能力とはどのようなものであるかを考えると、授業改善の視点が見えてくることがあります。すなわち、「発達障害」と「重症心身障害」の子どもとその家族が直面する困難や看護の視点に**「共通性」**があるかどうかを考えることで、知識の羅列になりがちな授業改善のヒントが得られるのではないかと考えます。たとえば、「発達障害」と「重症心身障害」という、一見すると大きく異なる障害のある子どもであるけれども、**「小児期において脳や神経に障害がある子ども」というように広く括ってとらえる**こともできます[6]。

*6——小児神経学では、重症心身障害児と発達障害児は同じ本のなかで解説されているものもあります[5]。

図3-4：「障害のある小児と家族への看護」の授業展開例

授業科目名とねらい	90分で取り扱う内容
「健康障害をもつ小児の看護」 小児と家族に起こりやすい・直面しやすい状況と看護について学ぶ	● 「障害のある小児と家族」への看護 ● 「在宅で医療的ケアを必要とする小児と家族」への看護

授業では、「発達障害」と「重症心身障害」の小児とその家族を取り上げる

導入　今日の授業のねらいについて説明する

展開①　「発達障害」の小児とその家族の直面する状況と看護について考える

展開②　「重症心身障害」の小児とその家族の直面する状況と看護について考える

まとめ　在宅医療が必要な小児を含めて、「障害のある小児と家族」への看護のポイントを整理する

90分の授業をとおして、深く理解することは難しい

↓

小児看護学としての汎用的能力について考えてみると…

↓

表面化している状態は大きく異なるが、共通した点もみえてくる

↓

学問の本質／深い理解

第3章　アクティブ・ラーニングとカリキュラム・マネジメント　29

そして、こうした子どもは「発達が他の子どもと同じようにはいかない」ということや、「意思の表出が苦手であるので、思いを表現するための配慮や支援が必要」という点は、すべての障害児に共通しています。また、こうした障害児を育てる保護者や家族に対してもケアが必要であるという点も共通しています。

以上のような視点をもって90分の授業を考えたときには、「発達障害」と「重症心身障害」の違いを強調するばかりでなく、「障害児」をどのようにとらえたらよいかという点を「導入」や「まとめ」で看護学生に伝えることが必要です。そして、こうした**見方やとらえ方**を育てていくには、「共通点があるとは思えないくらい、子どもの実態が異なる2つの障害」を90分の授業のなかで取り上げることに、むしろ意味が生まれると考えます。

以上のような授業づくりには、カリキュラム・マネジメントの発想が不可欠です。こうした汎用的能力を意識した授業に参加した学生は、「学問の本質」に触れることができ、「深い学び」に結びつくと考えられます。逆に考えると、学生が「深く学ぶ」ためには、こうしたカリキュラム・マネジメントを意識した授業者の**「想像力」**がとても重要になります。

【文献】
1) 文部科学省:小学校学習指導要領（平成29年告示）解説　総則編, 2017, p.34.
2) 松尾宣武編著:小児看護学② 健康障害をもつ小児の看護〈新体系看護学全書〉, メヂカルフレンド社, 2013.
3) 前掲書1), p.39.
4) 前掲書1), p.52.
5) 鳥取大学医学部脳神経小児科編:診療実践　小児神経科, 改訂第3版　小児神経疾患のプライマリ・ケア, 診断と治療社, 2016.

第II部

「深く学ぶ」ための
アクティブ・ラーニング
の授業設計

第II部　「深く学ぶ」ためのアクティブ・ラーニングの授業設計

第4章 「現実」と「虚構」を往復する授業設計

1 「変化する状況に対応する力」とはどのようなものか？

　第I部では、アクティブ・ラーニングをとおして深く学ぶことが重要であり、そのために「看護の状況や場面」を教材にして思考し、判断し、表現する学習が不可欠であることを指摘しました。もちろん、こうした学習は、必ずしもアクティブ・ラーニングの時代だから必要ということではなく、従来の授業づくりにおいても同様に行われてきました[*1]。それでは、アクティブ・ラーニングで深い思考へと導いていくためには、どのような授業を設計することが必要なのでしょうか。

　本書の冒頭（第1章）で指摘したように、アクティブ・ラーニングが必要とされるようになったのは、以下の点にあります。

[*1] ──具体的な看護学校における基本的な授業づくりの方法については、**文献5**に詳述しています。

- 「人工知能の普及」などにより、人間に求められる資質・能力は状況の変化に対応しながら知識を活用するということに重点が置かれるようになったこと
- 社会が急速に変化するなかで、「将来を予測することが困難」な時代において、どのような社会が到来しても生きていくことができるための「汎用的能力」を育てること

●体験すれば「わかる」ことだけではない

　これが、アクティブ・ラーニング時代に育成すべき「資質・能力」だと考えると、従来の教育のあり方をいろいろと変えていくことが求められます。たとえば、実習のように、**現在進行形の実践現場に入り込んでいく形で「実際的に学ぶ」ことだけでは**、「今、ここ」で生じている問題に対応できるようになっても、**予測不能な将来の問題に対処する力は身につきません**。

　これは、一方的な講義形式の知識伝達的な授業を打破するために広がってきたアクティブ・ラーニングではありますが、**実際の現場に入って「体験」と「省察」を繰り返すだけでは不十分である**ということを示唆するものでもあります。つまり、「理論の伝達的教授」と「実際の現場で生じている諸問題への対応」を、教育課程のなかにどちらも用意すればよいのではなく、**両者を有機的に連携させなが**

ら「変化する状況に対応できる資質・能力」を育てること が求められているのです。

2　現実から離れた「セカイ」のなかで想像する

　問題を少し整理してみましょう。アクティブ・ラーニングで求められていることは、状況のなかで適切に対応できる**「実践力」**を身につけることです。そして、こうした力を育てるためには、「理論を教授する」だけでは不十分な時代になったというのは揺るぎないことでしょう。

　しかも、予測できない将来の諸問題に対応できる「実践力」を育てようとしたら、より多くの「現場」を経験するだけでは不十分です。というのは、どのような視点でその状況を見つめるかということを学ぶことなく、**ただ現場にいるだけの学びでは、「その場の対応力」しか身につかない**からです。

●理論と実践を往還する授業づくり

　こうしたなかで、**「理論と実践の往還」**という考え方が登場します。すなわち、「理論」を学ぶだけではなく、一方で「実践現場」で経験するだけでもない、その**「あいだ」**を教室空間に生み出し、理論と実践が融合する授業づくりが求められています（詳しくは第11章参照）。

　こうした授業実践をアクティブ・ラーニングとよぶのだとしたら、アクティブ・ラーニングの教材開発には、**考える余地が残された状況や場面を授業のなかに創り出す**ことが必要となります。たとえば「病院の食事」を教材にして授業を展開したときに、単に「こんな食事が提供されます」と写真を示すだけでは変化する状況は生み出せません。もっと、病院の食事場面を鮮明にイメージできるように**「物語」**をつくり、学習者がその物語のなかに入り込んで考えたり、実際に行動してみたりするという学習活動が必要だと考えます。

　これは、現実から離れた**「セカイ」**のなかで想像することを可能にする学習を展開するという意味です。ここで「セカイ」という言葉をカタカナで表記したのは、現実に存在している「世界」とは異なる、**想像上の空間で、架空の人々の人間関係のなかで活動する**という意味を表すためです[1]。

●想像上の「セカイ」のなかで考える

　こうした「セカイ」のなかで思考する学びとは次のようなものです。たとえば、筆者が所属する教育学部では、教職課程の最後の学習課題に「学校安全」について学ぶ授業があります。そこでは「学校の授業中の危険」について具体的に想像し、危険を回避したり、安全を確保したりするための教師の行動について具体的

第4章　「現実」と「虚構」を往復する授業設計　33

に考えさせます。

　といっても、「子どもたちの通学路には、どのような危険がありますか?」というような単純な問いを設定するのではなく、次のようにある特定の状況場面を考えさせるように課題を設定しています。

> 　小学校2年生(1クラス30人×2クラス)が生活科で『まちたんけん』をします。具体的には、小学校から歩いて15分程度の範囲にあるいろいろなお店を訪問し、どのような仕事をしているのかを聞いてくるという学習です。水曜日の3時間目と4時間目を使って、5人程度のグループが12か所くらいのお店を訪問し、お店の人から話を聞き、4時間目の終わりまでに戻ってくるという授業です。こうした校外学習を行うにあたって、どのような危険が予測され、安全対策を立てますか?

　このような「まちたんけん」の授業は、日本のどこの小学校でも行われているとても一般的な内容です。もちろん、これだけの状況設定では、実際に検討するときに様々な質問・疑問が生じます。この課題でいえば、「この日は雨が降っているという想定ですか?　それとも、晴れているという想定ですか?」というような質問はよくされます。この質問をした学生は、上の例のような数行程度の文章を読むだけで、実際に自分が子どもを街に連れ出す状況を具体的にイメージできていることがわかります。

●いろいろな場面を想定して考える

　こうした質問が出されたときには、筆者は一つずつ答え、細かく条件を設定してしまうのではなく、「どちらの天気になってもよいように安全対策を立ててください」というように伝えています。そして、このように条件をゆるく設定し、気がついた点についてはグループで検討するように伝えると、様々な条件が話し合われます。たとえば、「夏の授業だったら水筒を持たせて水分を取れるようにする」とか、「交差点には大人が立って安全確保をしたほうがよいけれど、教師の人数ではそれができない」というような話し合いが行われます。

　もちろん、大人の手が足りないような場合はどうすればよいかという疑問が出されたら、そのときの対応も考えさせます。すると、学生は地域や保護者にボランティアを募ったらどうかなど、様々なアイデアを思いつきます。授業の最後に、話し合った結果をグループでまとめ、発表し、共有することで「安全」への視点(指導のレパートリー)を学習者全体で共有していきます。

　この授業では、模造紙と付箋紙を用いた「KJ法」[*2]を取り入れてグループワー

*2——文化人類学者の川喜田二郎氏が現場調査をまとめるためにつくり出した技法。パッと見ただけではどこから手をつけてよいかわからない複雑な課題に対して、いろんな人が意見を出し合い、集約することで、どこに課題解決のポイントがあるのかを探る方法。

クを行っています。具体的には1時間目に、自分たちで「危険はどこにあるのか?」「安全対策はどうするか?」といった話し合いをして模造紙にまとめたうえで、次の時間に「発達障害の児童がいたときにはどのような危険が加わるか?」という視点や、「心臓病の児童がいたときにはどのような危険が加わるか?」という視点を加えて、安全対策をさらに深めていきます[3]（**図4-1**）。

●あいまいさを含んだ状況を設定する

このように、アクティブ・ラーニングでは、育成すべき「資質・能力」に向かって直線的に伸びていくのではなく、いったん **具体的な状況（教材）のなかに入り込み、考えることで学びを深める** という方法を採用します。これは、**「現実にありそうな状況」** ではあるけれど、様々な条件を自由に設定できる **「あいまいさ」** を含んだ状況を設定することで学生の思考を自由にし、意見交換をしやすくするという意図があります。また、学生どうしで話し合わせた後に、発達障害や心臓病の子どもなどを登場させて、考える視点を追加し、設定した状況を少しだけ変化させることができるような **「可変性のある状況」** を創り出すことも、思考を深めることにつながると考えます。

[3]——教育学部には、発達障害を専門に学んでいる特別支援教育コースの学生と、心臓病児への対応を考えられる養護教諭養成課程の学生がいるので、視点を追加する時間にそれぞれのコースの学生が、発達障害や心臓病児の危険について発表し、他の教科専修の学生には思いつかなかった点をあげるという授業を展開しています。

図4-1: ある特定の状況設定のなかで学ぶ

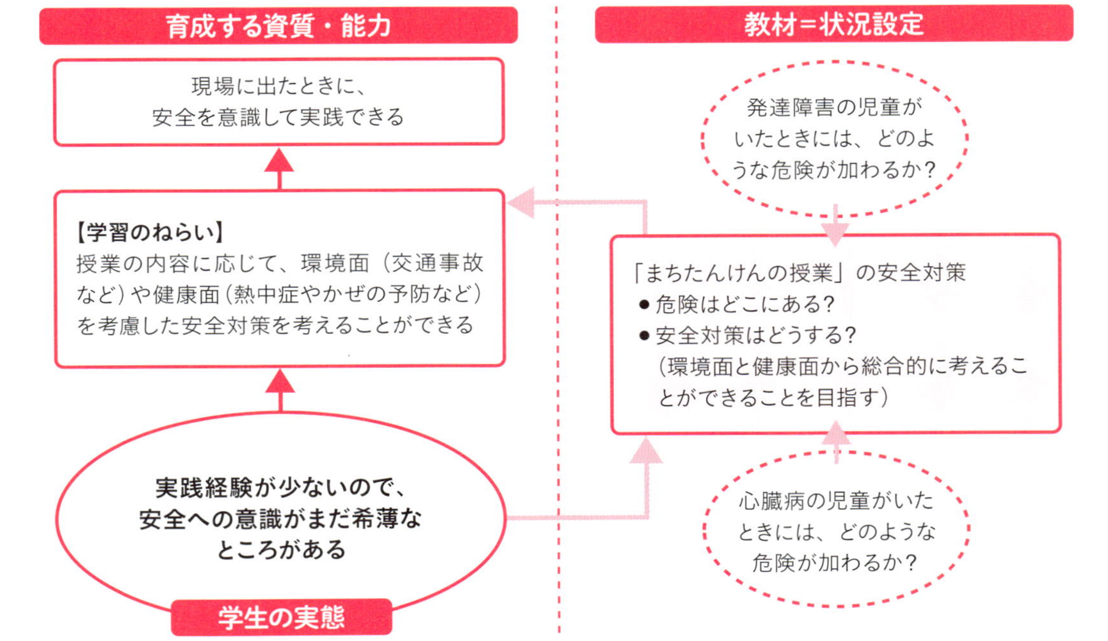

育成する資質・能力

現場に出たときに、安全を意識して実践できる

【学習のねらい】
授業の内容に応じて、環境面（交通事故など）や健康面（熱中症やかぜの予防など）を考慮した安全対策を考えることができる

実践経験が少ないので、安全への意識がまだ希薄なところがある

学生の実態

教材＝状況設定

発達障害の児童がいたときには、どのような危険が加わるか?

「まちたんけんの授業」の安全対策
● 危険はどこにある?
● 安全対策はどうする?
（環境面と健康面から総合的に考えることができることを目指す）

心臓病の児童がいたときには、どのような危険が加わるか?

3 「事例」をとおしてアクティブに深く学ぶ

　以上のような状況設定（教材）は、看護教育の分野でもたくさん見つけることができるでしょう。そのなかでも、**「事例」**をとおして考えるという授業は多く見かけますし、看護学校が使用しているテキストなどにも掲載されています。

　たとえば、「老年看護学概論（老年保健）」の授業で「高齢者虐待」について深く学ぶ授業を計画したとします。老年看護学概論のテキストには、虐待される側と虐待してしまう側の双方の視点から見つめることが必要であり、「安易に虐待する人を責めるのではなく、なぜ虐待に至ってしまったのか、その背景に着目して虐待者の支援を行うことが重要」であると書かれています[2]。そして、このテキストでは、「コラム」として実際の高齢者虐待の事例も掲載されていて、具体的に考え、話し合う素材が提供されています[3]。

● 事例のなかに入り込む

　もちろん、教科書を読んで「理解できましたか？」と学生に尋ねるだけではアクティブ・ラーニングにはなりません。むしろ、そうした理論の教授だけでは不十分であるので、テキストに事例が掲載されていると考えるべきでしょう。ただし、その事例をどのように活用すればアクティブ・ラーニングになるのかという点については、当然のことながら、テキストには書かれていないことが多いです。

　このとき、教材開発という視点から考えると、「高齢者虐待のリスクや対応の方法」について話し合う前に、**事例をとおして「高齢者虐待の現場に自分がいる」という「セカイ」を創造することができるかどうか**が重要となります。

　すなわち、教科書に書かれている事例を読んだうえで、治療が済んで退院した高齢者が、介護者と共に自宅で生活するときの苦労や困難など、生々しい状況を看護学校の教員が教材に組み込むようにして伝えられるかどうかが、教材開発のポイントとなります。学生は、単に事例を読むのではなく、「こんな実態なのか…」というようにその現場の大変な状況を実感できるかどうかがアクティブ・ラーニングでは大切になります。

● 複眼的に事例を見る

　このとき、**虐待される側と虐待をしてしまう側の双方の視点から**この問題を見つめられるようになることが重要です。そして、事例を複数の視点から見つめるための**ワークシート**を用意して、それぞれの視点から「高齢者虐待」が生じる要因や背景について話し合うように授業を設計することが必要となります（**図4-2 ①**）。

　ただし、枠を作って記入させれば「深い学び」につながるわけではありません。

36　第Ⅱ部　「深く学ぶ」ためのアクティブ・ラーニングの授業設計

もっと、「虐待をしてしまう家族の追い込まれた状況」について実感を伴って理解できるように、事例の示し方を工夫していくことが必要であるかもしれません。

時には、虐待を受けている高齢者をどのように保護するかという点ばかりでなく、「虐待をしてしまう家族の事情」について深く斬り込むように考えることも必要であるかもしれません。このように考えると、ワークシート②のように、「家族の思い」を吹き出しに書き込むことも有効であると考えます（図4-2 ②）。

こうすることで、虐待が生じる要因を多角的に考えることばかりでなく、家族に対しても受容的・共感的に接することの重要性が実感できるようになるでしょう。もし、家族の思いを複数の吹き出しに記入することが難しいようであれば、図4-2 ②にあるように「介護疲れ」「経済的事情」「もともとの親子関係」「（認知症などに関する）知識不足」といった視点をあらかじめ記入しておくと、そうした視点から「家族の思い」を想像することにつながると考えます[*4]。

*4——この4つの視点は**文献6**を参考にして筆者が立てました。しかし、これがベストの視点であるという意味ではなく、また、「高齢者虐待」の本質がこの4つにあるということを主張しているのではありません。本書では、アクティブに学ぶためのワークシートの作成について説明することに主眼をおいて記述していることをご了解ください。

図4-2: 高齢者虐待についての授業で使用するワークシート

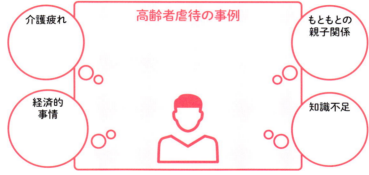

第4章 「現実」と「虚構」を往復する授業設計　37

このように、事例を作成し、話し合う活動を授業に取り入れるにしても、授業者が設定する枠組み（視点の立て方）によって学生の学びは変化します。これまで述べてきたように、どちらのワークシートが優れているかということはいえません。大切なことは、**この授業をとおして学生にどういった「見方・考え方」をもってもらいたいのか、そうした「見方・考え方」を身につけるためには、この事例のどこに着目させる必要があるのか**ということを授業者が強く意識して授業を設計することだと考えます。

4 「見方・考え方」の育成は授業者が視点をもつことから

以上のように、アクティブ・ラーニングの授業では、**話し合いをとおして「視点に気づく（見方・考え方を身につける）」ように授業を展開していく**ことが求められています。これは、「ワークシート」をほんの少し変えるだけで、その「セカイ」のなかで本質に触れる学びができるか、表面的な理解にとどまってしまうかが変わってくるということです。そのため、アクティブ・ラーニングが成功する「普遍的な教材」というものがあるのではなく、**「良い教材」というものは授業者と学習者の「あいだ」で変化するもの**であるととらえるべきだと考えます。

つまり、病院などの現実の「看護の世界」に身を置いていれば深く学べるというものではありません。むしろ、看護のことをよく知っている看護教員が教材という名の「セカイ」を教室に立ち上げ、そのセカイのなかで様々な出来事を出現させることのほうが、学生は深く考え、対話していくのではないかと考えます。

● 「虚構」のなかだから深く考えることができる

これは、教材という名のセカイは「虚構」の産物でありながら、「そこにある図像と音声と言葉に、なぜか私たちは存在を感じ、どういうわけか《共同存在》であると思い込んでしまう」ことがあるという指摘につながります[4] [*5]。アニメやアイドルグループばかりでなく、ドラマや演劇などにおいても、「虚構の世界」で私たちに語りかけてくる時間・空間はたくさんありますが、私たちはそうしたなかでいろいろなことを考え、価値観を形づくっています。このように考えれば、あながち虚構の世界で学ぶことを否定するものでもないでしょう。

以上のように考えると、看護教育や教師教育が、「現場で体験する」ことを過度に重視することは適切ではなく、予測不能な将来の諸問題に対処できる専門職を育てるためには「虚構」のなかで多角的にものごとを見つめることが大切となります。そのため、学生を指導する教員は、虚構と現実の「あいだ」を教室空間に生み出し、そうした舞台の上に学習者みんなが立ち、現実と虚構の「あいだ」

*5――藤田はこれを「虚構内存在」という言葉を用いて表現しています。藤田は、2010年代においては「ほとんどの現実を、自分の身体や五感を通じてではなく、メディアを通じて、映像、音声、言葉としてしか知ることができない環境の中に閉じ込められている我々」にとって、こうした認識のしかたは「ほとんど生の条件そのものである」と指摘しています[7]。

（世界とセカイ）を行き来するような形で、思考活動を繰り返していくことを可能に
する教材を開発することが求められるのです。

【文献】
1) 東浩紀:セカイからもっと近くに;現実から切り離された文学の諸問題, 東京創元社, 2013, p.15.
2) 糸井和佳:高齢者の権利擁護[亀井智子編:老年看護学① 老年看護学概論・老年保健〈新体系看護学全書〉], メヂ
　カルフレンド社, 2016, p.97.
3) 前掲書2), p.99.
4) 藤田直哉:虚構内存在;筒井康隆と〈新しい《生》の次元〉, 作品社, 2013, p.12
5) 新井英靖, 他:考える看護学生を育む授業づくり;意欲と主体性を引き出す指導方法, メヂカルフレンド社, 2013.
6) 前掲書2), p.97.
7) 前掲書4), p.13.

第II部　「深く学ぶ」ためのアクティブ・ラーニングの授業設計

第5章　看護の本質を踏まえた教材の開発

1　教えたいことの「本質」を見極める

　これまで、アクティブ・ラーニングは単に話し合えばよいというのではなく、「深い学び」につながることが重要であり、そのためには授業者が「教材を深く解釈すること」が求められるということを指摘してきました。このように書くと、アクティブに学ぶための「至宝の教材」がどこかに存在していて、それを授業者が知っていることが求められているようにも感じられます。しかし、アクティブに学ぶための「教材」とは、それほど限られた、希少なものではなく、むしろ、**看護の現場には「深く学ぶ」ための教材がたくさん転がっている**と考えられます。

●身近な看護場面を教材化する

　たとえば、病室に行って担当患者の検温をするときに看護師はどのようなことを考えるでしょうか。こうした日常的な業務を教材にして、看護学校の授業で「話し合い」「学びを深める」こともできます。具体的に、「検温してみたらいつもの体温よりも高かった」という状況を設定すれば、そこで看護師は様々なことを「思考」するはずです[*1]。授業では、そうした看護師の思考のプロセスを看護学生がたどることで、アクティブな学びができると考えます。

　もちろん、看護師の業務を何でもよいから教材にすればよいわけではありません。授業で「深く考える」ための「話し合い」とは、日常的に私たちが行っている「雑談」とは違い、**「看護の本質」と結びつくもの**でなければなりません。すなわち、雑学を増やしていくのではなく、**自身の看護観や看護実践に少なからず影響を与えると思われる業務・経験・状況**を取り上げて、「考える」ことを求めることが「本質」につながる授業づくりといえます。

　それでは、アクティブ・ラーニングをとおして思考が深化していく**「本質的なテーマ」**とはどのようなものなのでしょうか。本章では、この点について取り上げてみたいと思います。

2　医療・看護分野の大きなテーマと学習者の関心

　アクティブ・ラーニングをとおして思考が深化していく「本質的なテーマ」を考え

[*1]──たとえば、発熱の原因として細菌やウイルスの感染を疑うことや、平熱より何度高くなっているのかなど、「発熱」というサインから患者のなかで生じていることを想像することができます。また、熱が上がっていて悪寒のあるときは、体熱の放散を防ぐために毛布をかけるなど看護ケアの理由や具体的方法についても考えることができます[14]。

るにあたり、まず、医療・看護の分野では大きなテーマとなっている「2025年問題」を例にして考えていきましょう。

医療・看護の分野で2025年問題といえば、知らない人はいないくらいとても大きく、重要なテーマです。この問題を端的にまとめると、2025年という年は、65歳以上の人口比率（高齢化率）がこれまでになく大きくなることが予想されている年で、社会構造が大きく変化することを象徴する年だといわれています。

具体的には、2010年の時点では1人の高齢者を2.6人の働き手（15歳〜64歳）で支える社会構造でしたが、これが2025年には1人の高齢者を1.8人の働き手で支える構造へと変化するというものです。高齢者に支払われる年金は、その時代の働き手（生産労働人口）が支払う社会保険などを充てていますので、高齢者を支える働き手が少なくなるということは、高齢者になったときに年金がもらえなくなるかもしれないといった「リアルな社会の危機」を示しています。

●中学・高校で取り上げられる「2025年問題」

この「2025年問題」は、医療や看護、あるいは福祉の職に就く人だけが知っていればよいというようなものではなく、すべての国民が共有すべき事実です。そのため、中学校や高等学校の授業でも取り上げられることがあります。たとえば、中学校社会科（3年生の公民）の授業では、日本や世界の人口増減を歴史的に見比べ、これからの日本の社会保障のあり方について考える授業が行われています[1]。

中学校の授業では、高齢化率を示すデータなどを見ながら、今後の社会のあり方を考えます。そのうえで、「少ない若者で、多くの高齢者を支える社会になります。どのような社会にしていく必要がありますか?」などと問いかけ、少子化対策や人口減少社会の課題（たとえば過疎地域の交通事情など）について考え、話し合います。この授業が社会科であれば、そうした話し合いをとおして、「持続可能な社会を形成するための方策について考えを深めること」によって「この社会に生きる市民としての資質や素養」を育てることをねらっています（図5-1）。

一方で、家庭科の授業でもこうした問題を取り扱う時間があります。この授業でも、やはり人口ピラミッドの資料を見ながら、社会の変化をイメージさせますが、家庭科の授業ですと社会のあり方をもう少しミクロにとらえて、「家族のあり方」を考えていきます（**文献2**など）。

最近の教科書は、こうした問題に対して、アクティブな学びを展開しやすいように、**様々な例**が示されています。たとえば、先に例示した「2025年問題」に関しては、「あなたの住むまちの高齢者に教えてもらいたいことや、高齢者の助けになれることにはどのようなことがあるだろうか」という問いが設定されています。具

体的には、除雪ボランティアや高齢者から学ぶ郷土料理教室の例などがあげられています[3]。

こうした授業では、家族に介護が必要な人がいた場合を想定して、「どのような社会のしくみが必要であるか」という点を考えることも課題になっています。ただし、「(家庭科の授業で)親の介護の問題をどう考えますか？ グループで話し合って意見を発表してください」というような問いを投げかけるだけでは、学習者（高校生）は教科書に書かれている結論をなぞるだけの話し合いになり、思考は深まっていきません。そこで、学習者（高校生）が様々な角度から話し合うことができるように、要介護者の割合のデータや、老老介護の現実を記した手記などを提供して、深く話し合えるように準備します。

このように、近年の中学校や高等学校では、単に人口ピラミッドを示して今後の社会構造の変化を解説して終わるというような授業はあまり見かけなくなり、アクティブに学ぶ授業が展開されています。

3 学問の「本質」と「私」との接点を見つけ出す

もちろん、上述のように準備を入念に行って授業を展開しても、授業者の努力の甲斐なく、話し合い活動が低調に終わり、一部の人だけが発言し、まとめているという授業も見かけます。それは、**学習者がその教材の「セカイ」で必死になっ**

図5-1: 2025年問題を取り上げた家庭科と社会科の「問い」

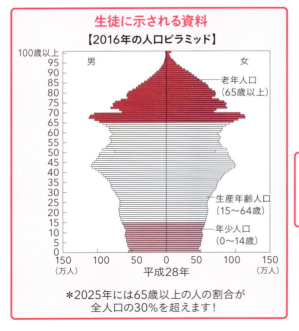
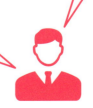

（家庭科）今後、日本はさらに高齢化が進みます。介護が必要な人が家族にいた場合、どのような社会のしくみが必要でしょうか？

（社会科）少ない若者で、多くの高齢者を支える社会になります。どのような社会にしていく必要がありますか？

て議論しようと思えるようなテーマ設定となっていなかったからだと考えられます。

　それでは、「2025年問題」について深く検討するためには、どのような問題設定が必要でしょうか。ここでまず指摘しておきたいことは、学習者にどう考えさせるかという点を検討する前に、**取り上げる「テーマの本質」を指導者がどのように解釈しているか**という点です。

● 「私」が関係せざるを得ないように問う

　たとえば、「2025年問題」について、高等学校学習指導要領解説（家庭編）には、「家族が認知症になった時の家族・地域・社会とそれぞれの役割について具体的な事例を通して考察できるようにする」と記載されています[4]。こうした「私」が関係せざるを得ない状況・場面を設定したうえで、介護保険制度や、地域包括ケアなどを取り上げて、高齢者を取り巻く社会の課題について考えることができるようにすることになっています。特に、「高齢者が自立的な生活を営むためには、介護予防の視点が重要であり、家族や地域及び社会の果たす役割を具体的に考えることができるようにする」ということを目指して指導するとなっていて、看護学校で専門的に学習する基礎的な事項を学習することになっています[5]。

　ひと昔前の高校の授業では、こうした事項を教師が説明し、考える課題を教師が生徒に伝え、生徒が考えたことをレポートにまとめさせるというような授業が展開されていました。こうした授業の方法は、同じ情報のもとで共通したテーマについて考えることを求めるものですので、「共通した内容を同じように学ぶこと」に価値がある時代には、とても効率的な授業の展開であったといえます。

　しかし近年は家族の価値観や生活スタイルが多様化しているので、同じ情報で同じように話し合うことよりも、**学習者の個性を前面に出し、「こんな家族だったらどうするか?」というように話し合い、意見をまとめていく**ほうが深く学べると考えられます。

　このように、アクティブ・ラーニングでは、以下を意識させるように教材をつくり（開発し）、学習者に提示することが求められます。

- 学習課題を自分のこととしてとらえること
- その課題は、これからの社会を生きる私たちにとっては逃れられない問題であること

　つまり、「高齢社会が到来したときに必要な社会のしくみを考える」といったように一般的・抽象的に問うのではなく、「高齢化が進むなかで、あなたが大人になっ

第5章　看護の本質を踏まえた教材の開発　43

たらどんな取り組みをしますか?」というように**「私」の視点が明確になるように問いかけること**がアクティブ・ラーニングでは大切になります。

これは、**授業者が学ばせたいと考えている学問と、日常を生きている**（高齢者問題とは少し縁遠い若い世代である）**学生との間に接点を見つけ出すこと**であり、アクティブ・ラーニングの教材を開発する授業者のもつべき視点であると考えます。

4 「葛藤」するなかで深く学ぶ

もちろん、あまりにも露骨に「私」の視点を前面に出して授業を展開すると、最近の学生はしらけた雰囲気になってしまい、アクティブに学ぶことが難しくなるかもしれません。そのため、**授業者は、「授業で取り上げる学問」と「私の今の生活世界」の間に「衝突点」を生み出すこと**が必要になります。

つまり、学問を学ばなければならないのは、これからの「私の日常」が崩れる可能性があるからであって、アクティブ・ラーニングの授業で学生に提示される教材の「セカイ」[*2]は、**学問と私の間に矛盾や葛藤を創り出すもの**であることが必要であるという意味です。

[*2]——前の章で、教材とは教室空間に立ち上げる「セカイ」のことであるという指摘をしましたが、ここでは「学問」のほうがカタカナの「セカイ」であり、学生の生活は現実のものであるので漢字の「世界」で表現しています。

●学習者が思わずつぶやくように授業を展開する

実際に筆者が参観した中学校の授業では、次のように切迫感あふれる状況を創出していました。

> 「みんなのお父さんの時代は2人の労働者が1人の高齢者を支えていたのが、みんなの時代は1人の労働者が1人の高齢者を支える時代になります。さあ、こういう時代に働きながら、高齢になった家族の介護をどのようにしたらよいかを考えてみよう」

そして、この授業では、こうした切迫した状況がよく伝わったのか、授業を受けていた生徒からは次のようなつぶやきが聞こえてきました。

> 「高齢者に長生きされたらたまらない」

この授業は、生徒にこうした見方・考え方をもってもらうために展開してきたわけではありませんので、生徒がこうした「思い」をもつだけで授業が終了してしまったら、「深い学び」とはいえませんし、この授業は成功したとはいえません。しかし、

この授業を担当していた教師は、とても冷静にこの生徒の発言を拾い上げ、次のように応答していました。

> 「でも、みんなが高齢者になったとき、早く死んでくれと子どもから言われたら嫌でしょう。だから、今のうちに、どういう社会をつくっていったらよいのかを必死で考えてみて」

生徒に問いを再び投げかけ、話し合いを継続させていました。

●教師の「語り」も学びのプロセスの一部

このときの教師の「語り」は、決して生徒に「教授」したり、ましてや「説教」したりするような雰囲気ではありませんでした。ちょっとした生徒の「つぶやき」に対し、近くにいる人が応答するかのように教師が話したので、**生徒の思考過程の一部になるような「語り」**だったといえます。実際の授業では、否応なくやってくる今後の社会のありようを、生徒たち自身の「矛盾」や「葛藤」としてとらえられたので、話し合いがむしろ活性化したように見受けられました。

その後、いろいろな生徒から「少子化に歯止めをかけること」や「家事負担を軽減するためのアイデア」が出てきたことを考えると、**先の生徒が発した一見すると不適切なつぶやきが「深い学び」の呼び水になった**ともいえます。

こうした「応答関係」があるクラスの授業では、「話し合い」をするときに、自分の意見を言うだけではなく、他の生徒の言葉をよく聞くようになります。佐藤はこうした学び合いを**「学びの共同体」**と称して、21世紀の教室に創り出すべき授業のかたちであると述べています[6),7)など]。そこでは、**「聴き合う関係を基盤とする対話的コミュニケーション」を基盤にして授業が展開されること**が重要であると指摘されています。

5　「看護の本質」を踏まえたアクティブ・ラーニングの展開

もちろん、**「聴き合う関係」**を保っていても、それでいつでも、**必ず話し合いが深まるわけではありません**。「学びの共同体」についてもこの点に関しては、批判的に検討されています[*3]。これまで見てきた家庭科の授業で生徒の学びが深まったのは、「聴き合っていた」からではなく、「高齢者に長生きされたらたまらない」といった心を刺すような、ある生徒の「つぶやき」が実は、この問題の「本質」を突く発言であり、それを意図的に取り上げ、「(解説や教授ではなく)語る」授業者がそこにいたからだと考えます。

*3——「学びの共同体」については、日本各地で広がりを見せている一方で、この実践を批判的にみている研究者もいます。そこであげられている論点としては、討論のない「聴き合う関係」では子どもは育たないので「批判的思考を育てる学習集団」を育てることが重要であるという指摘です[15)]。

第5章　看護の本質を踏まえた教材の開発　45

当然のことですが、高校の家庭科の授業と看護学校で学ぶ「2025年問題」はまったく同じではありませんので、高等学校の家庭科の授業と同様の授業展開で看護学校の学生の学びが深まるわけではありません。すなわち、高校の授業であれば、「将来の私」をイメージできるように「問い」を工夫するということでよいかもしれませんが、看護学校での学習は、あくまでも看護師という専門職業人を育成するためのものですので、「私の問題」として一般的にとらえるだけでは不十分でしょう。

●「看護の本質」につながる教材づくり

筆者は看護学や社会福祉学が専門ではないので、今回取り上げた「2025年問題」について、看護学校でどのような教材（セカイ）を提示し、学生に考えさせるのがよいかという点を十分に指摘することはできません。しかし、教育学の視点からみると、看護師になったときにこの問題にどのように直面するかを考え、自分のこととして受け止めざるを得ない「状況」に直面させることが必要であると考えます。そして、こうした状況づくり＝教材開発は、「看護師として（あるいは医療従事者として）」の見方や考え方を身につけさせることにつながる「看護の本質」を踏まえたものでなければなりません。

筆者は、本書を執筆するにあたり、「2025年問題」にまつわる内容について看護学校のテキストではどのように取り上げられているのかを確認してみました。メヂカルフレンド社から出されているテキストでは、『公衆衛生学（健康支援と社会保障制度②）』のなかでこの問題が次のように取り上げられています。

すなわち、テキストでは、公衆衛生を考えるのに不可欠な「人口統計」で2025年には65歳以上の人が30%を超えるということが指摘されています[8]。また、こうした時代には、長寿社会を見据えて「生活習慣病の予防と重症化予防」などの健康増進をはかっていかなければならないこと[9]や高齢者など介護や医療を必要とする人に切れ目ないサービスを提供するための「地域包括ケアシステム」を発展させていくことが重要であると指摘されています[10]（図5-2）。

一方、保健師養成のテキストにおいても、人口構成を示す統計（「人口ピラミッド」）が掲載されています[11]。このテキストにおいても、「健康課題としての生活習慣」というタイトルで、食生活のことや運動の重要性が指摘されていて、最終的には**自ら予防的に行動できるように健康指導していく**という点では看護師養成のテキストと共通点は多くみられます[12]。しかし、保健師養成においては、看護師養成よりも**「公衆衛生」**の視点が強く、世界規模で広がる感染症なども視野に入れ、また、WHOなどから出されている保健福祉政策をも意識した取り組みが多く掲載されているように筆者には感じられました。そうした視点から「ヘルス・プ

ロモーション」を考えることが保健師に求められる資質・能力であるとしたら、やはり看護師養成における「2025年問題」の取り上げ方とは異なる点に保健師の本質があるといえるでしょう。

以上のように、アクティブ・ラーニングの授業では、その分野において必要とされる「知識」がどのような状況（看護師／保健師として直面する諸問題）とリンクするのか、それをどのような「問い」として投げかけるとよいのか、そして、衝撃を受けた学生がとっさに「つぶやく」一言をどのように拾い上げ、深い学びへとつないでいくのか、ということが授業者に問われます。

●学習者の「意味」を生み出す物語をつくる

このように、学習者自身が「意味」を生成していくためには、その科目（内容）の本質につながる教材（セカイ）のなかで、アクティブに思考することが必要であるといえます。まるで、2025年問題で生じるであろう「（教材としての）セカイ」のなかで、授業者は即興劇の監督をしているかのように、学習者である学生に問いを発する。学生は、演劇の役者をしているような緊迫感のある教室空間で、あたかも自身が看護師になったかのような気持ちになりながら、どんな社会を築いていくことができるのかを考えることで実践を想像する力が身につき、判断力や表現力につながるのだと考えます。

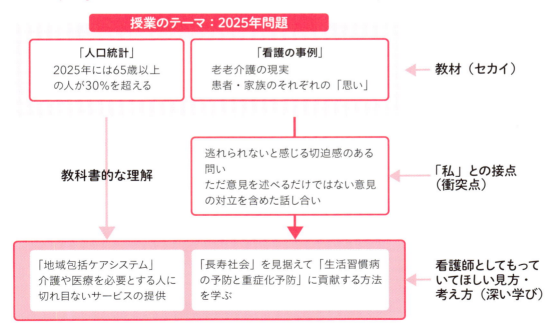

図5-2: 深い学びにつながるアクティブ・ラーニングの授業過程

第5章 看護の本質を踏まえた教材の開発

この点について、宇野は、「言表行為、言語行為は、本質的に集団的アレンジメントである。たった一人のつぶやきも、潜在的な集団に関わるアレンジメントの中での実践なのだ」と指摘しています[13]。これは、人は集団のなかで思考するということを前提にし、授業者がその集団の根底にある「思い」のようなもの（これは、潜在的なものであり、学問の本質に通じるもの）と学習者をつなぐことで、初めて学びが深まるという意味です。筆者はこうした教材開発があってこそ、アクティブ・ラーニングで学習者の学びが深まるのだと考えています。

【文献】

1) 中学社会　公民　ともに生きる，教育出版，2015，p.162-163.

2) 家庭総合；自立・共生・創造（高等学校教科書），平成29年度改訂，東京書籍，2018，p.84-85.

3) 家庭基礎；自立・共生・創造（高等学校教科書），平成29年度改訂，東京書籍，2017，p.69.

4) 文部科学省；高等学校学習指導要領解説（家庭編），2018，p.30.

5) 前掲書4).

6) 佐藤学；学びの快楽；ダイアローグへ．世織書房，1999.

7) 佐藤学；学びの共同体の学校改革；ヴィジョンと哲学と活動システム[日本教育方法学会編；授業研究と校内研修；教師の成長と学校づくりのために〈教育方法43〉，図書文化社，2014，p.50-61.

8) 佐々木明子，井原一成編；健康支援と社会保障制度② 公衆衛生学〈新体系看護学全書〉，メヂカルフレンド社，2016，p.88.

9) 前掲書8)，p.181.

10) 前掲書8)，p.237.

11) 金川克子編；公衆衛生看護学概論〈最新保健学講座1〉，メヂカルフレンド社，2015，p.74.

12) 前掲書11)，p.170-174.

13) 宇野邦一；[現代思想の現在]ドゥルーズ；群れと結晶〈河出ブックス〉，河出書房新社，2012，p.69.

14) 飯塚裕美；体温[三浦英恵，村田洋章編；基礎と臨床がつながるバイタルサイン；血圧・脈拍・体温・呼吸・意識・SpO₂]，学研メディカル秀潤社，2014，p.67-96.

15) 柴田義松；学習集団論〈柴田義松教育著作集8〉，学文社，2010.

第II部　「深く学ぶ」ためのアクティブ・ラーニングの授業設計

第6章 「共同的な学び」のなかで深める思考力・判断力

1 アクティブ・ラーニングのもととなる活動理論

　これまでの章では、アクティブ・ラーニングが注目されるようになった背景について、人工知能（AI）の発達などの「時代の要請」を取り上げてきましたが、本章ではもう少し、学習者の視点からアクティブ・ラーニングの意義について論じていきたいと思います。これは、**「たとえ時代の要請がなかったとしても、実践力を身につけるためには、アクティブ・ラーニングは必要である」**という視点から検討するということです。

●個人では学べない「知」がある

　アクティブ・ラーニングを支えている理論の一つに**「活動理論」**というものがあります。これは、個人知や学校知を超えた学習へと広げていくために、教室を「社会的コミュニケーション空間」とすることが必要であると考える理論です[1]。そして、授業を「集団や組織やコミュニティ自身による協働的な活動の発達・成長のシステムとサイクル」となるように動的に展開することが重要であると考えられています[2]*1。この理論を看護教育に適用するとしたら、次のような授業が考えられます。

　たとえば、小児看護学の授業のなかで、「苦い薬は飲まない」とダダをこねる幼児へのかかわり方を取り上げたとします。こうした幼児は、何も人工知能（AI）が発達した時代でなくても、過去にもたくさんいたでしょう。そして、小児看護を専門にする看護師は、こうした幼児に対して「幼児に薬を飲ませるわざ」を様々にもっていることでしょう。

　しかし、看護を学び始めて間もない学生は、こうした幼児に直面したときに、どうすればよいか悩むことが多いと思います。これまでの看護教育では、幼児の発達やかかわり方を講義形式で学んで、「実践的な力は実習をとおして身につける」ということが主流であったかもしれませんが、実習で学生がいろいろと試してできる範囲は年々少なくなっているのが現状です。

　これは、看護学校の講義のなかで学んだ理論を活用・応用する場が少なくなっていて、看護師として働くまでそうした場が十分に確保できないということでもあります。その一方で、学生の側も、かつての学生のように、幼少期から豊かな

*1――活動理論をリードしてきた研究者の一人であるエンゲストロームは、単に活動していればよいのではなく、人は矛盾のなかで変化と発展を遂げると考えています。そして、こうした「矛盾」を乗り越えるために重要なものが「交渉」（コミュニケーション）と「協働」であると考えました。ただし、エンゲストロームは、「交渉」や「協働」とは「しっかりとした規則や中心的な権威なしに成立する」ものであり、「ネットワーク」ではなく、「はるかにつかみどころのない、即興的な現象」＝「ノットワーキング」（結び目）であると考えています（Engeström, Y., 2008＝2013, 330）。

遊びや社会経験を積んでいるわけではないので、いきなり看護の現場に出て、「看護学校で学んだ理論を応用してごらん」と言われて戸惑う人が多くいても仕方がないでしょう。

このような状況を打開し、看護学校を卒業するときに少しでも「実践力」を身につけられるように、アクティブ・ラーニングが取り入れられるようになったということです。

2 「考えて活動する」のではなく、「活動しながら考える」

それでは、「苦い薬は飲まない」とダダをこねる幼児に対してどのようにかかわるかという点を、どのように学べば看護の現場で活用できる実践力となるのでしょうか。

授業中にこうした問いを投げかけ、学生どうしで話し合えば、いろいろな意見が出てくるでしょう。しかし、そうした認識的な理解では「実感」をもてるようにならないので、実際の現場では「わかっているけど、自信がないからできない」という状況に陥る学生が出てくると思われます。こうした学生にとっては、**授業で問われる課題がもっとリアルなものであること**が必要です。

●リアルな状況のなかで考える

これは、**授業のなかでワクワクしたりハラハラしたりする場面**が必要だということでもあります。小児看護学であれば、実際に病室でやっていることを体験できるように、パペットなどを用意して、実際に「幼児に薬を飲んでもらうためのシナリオを考えてみよう」といった授業展開が求められるかもしれません[3]。

これは、宿題として持ち帰らせ、一人で考えてくるという課題にすることもできます。しかし、一人で考える課題にすると、細かいところまで気が回らずに、「宿題に出されたから考えてみた」という取り組みになってしまうこともあります。一方、**10分くらいの時間であっても、授業の時間を割いてみんなで考えると、いろいろな考え方に触れることができます**。

たとえば、ある学生は、「薬は飲んでもらわないといけない」という思いが先行し、「薬を飲まないと治らない」という一点で幼児に伝えようとしていたとします。しかし、これがグループでの検討になると、「何か楽しいことを考えないと、幼児は嫌なことを受け入れない」という意見がグループから出されることもあるでしょう。すると他の学生から「○○くんと、□□レンジャーについてお話ししたいから、薬をさっと飲んじゃおう」と言ってみたらどうかという案が出されるかもしれません。また、心理学の授業で学んだことを思い出し、「○○くんはお兄ちゃんだから飲め

るよね」というように、期待を込めた言い方をしてみたらどうかという意見も出てくるかもしれません。

●多くの意見が混ざり合い「私」の考えとなる

このように、多くの人の視点から幼児をとらえ、対応の方法を考えると、いろいろなアイデアが出され、対応に幅が生まれます。つまり、「薬を飲みなさい」というように一方向的にかかわることしか思いつかなかった学生（シングル・ループの思考の学生）も、周囲の友達の話を聞いて、あの手この手を考える機会が与えられ、幼児に対するかかわりのレパートリーが増えていきます（図6-1）。

このように、アクティブ・ラーニングには、多様な価値観や多様な経験を融合することで思考が深まることを踏まえると、こうした学習をしているクラスに子育て経験のある学生がいたら、「自分の子どもだったらどんなふうに言って薬を飲ませるか」ということを話してもらうのもよいでしょう。あるいは、こうした学生が発言すると、（実際に子育てしている人の意見なので）その人の発言の影響がとても大きくなってしまうことを避けるなら、子育て経験のある人に対して「看護師には、子どもにこういう場面でどんな言い方をしてほしい？」というように聞いて、話し合いに参加してもらうなどもよいかもしれません。

図6-1：話し合い活動をとおして思考が深まる過程

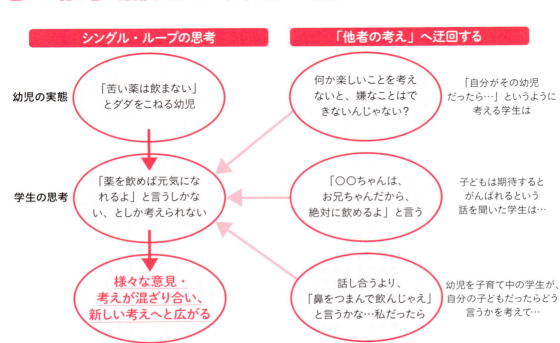

第6章 「共同的な学び」のなかで深める思考力・判断力　51

3　アクティブ・ラーニングが活性化するグループ編成

　以上のように、アクティブ・ラーニングでは、学生が思考を深めるためには、自分には思いつかなかった意見を出してくれる他者と話し合うことが必要です。こうした学びを「共同的な学び」とよびます。

●共同的な学びを成立させるには？

　一般的に、「共同体」といった場合には、「絶対にこうするべきだ」という結論があるなかで話し合うのではなく、みんなが対等に意見を述べ合うことができる集団のことを指します。そして、いろいろな人（異質な他者）が集い、意見を述べ合い、結論を導き出していくことが共同体の特徴です。

　そのため、**共同的な学びを成立**させるためには、**価値観や生活経験が異なる人がいるグループを意図的につくることが大切**です。ただし、ここでいう異質な他者とは、若者と高齢者などといった極端な差異ではなく、究極的には、たまたま座席が隣になった人との差異など、**ありふれたものでもよい**と考えます。つまり、ふだん話をしない人と語り合う機会を設け、不安ななかで発言してみたら、**「そうだよね！」と共感してくれる人がいたというだけで、共同的な学びは生まれます。**

●不適切と思われる意見も大切にする

　もちろん、「苦い薬は飲まない幼児」に対して、「私の子どもだったら口を無理やりにでも開いて、強引に飲ませてしまうかも」という意見を言う学生がいてもよいと思います。小児看護学実習で実際にそうした看護をしていたら、指導者から注意を受けるでしょうが、授業としては、**こうした意見も一つの考え方として取り上げることは可能**です。

　重要なことは、そうした意見を述べる学生に対して、周囲の学生にとって違和感のある発言だったとしたら、**「えー、それはまずいでしょう」と素直に言える雰囲気があること**です。このとき、ほとんどの学生が「それはまずい」という雰囲気になったとしても、授業者は「看護師でそういうかかわりをする人はいないと思うけど、保護者のなかにはいるかもよ」と言って、「そうした保護者にどう話すかという視点で考えてみてください」というように課題をずらしていけば、こうした意見も意味のある発言となっていきます。

　このように、多角的な視点で他者と交流することが、アクティブ・ラーニングで求められる話し合い活動の意義です。授業者は、学生どうしでのこうした話し合い活動が活性化するように指導することが求められます。

4　ファシリテーターとしての教師の役割

　これは、アクティブ・ラーニングでは授業者が答えを述べるのではなく、学生ど
うしの話し合い活動を活発にするための **ファシリテーター** になるということでも
あります。ファシリテーターという意味は、**図6-2**のような教室空間に、いくつか
の層を意識したかかわりを検討することです。

●独善的思考から抜け出す

　すなわち、学びが深まらない学生は、往々にして**「独善的な考えから抜けられ
ないでいる」**ことが多くあります[*2]。そうした「独善」から抜け出すためには、「他
者の考え」と交流することが必要ですが、他方の学生も「独善的な考え」から抜け
出せないでいるグループは、それぞれの意見を出すことまではできても、その後、
どのように意見を交換し、グループとしての考えに発展させていったらよいかとい
うことがわからずに、話し合いが停滞することがあります。

　こうしたグループに対して、「～の視点で話し合ってみたらどうかな」と教師が
指南するかのようにかかわったら、おそらくそのグループはその視点でだけでしか
話し合えなくなります。しかし、そのまま放っておいたら、話し合いの間、ずっと

[*2]——幼少期からの遊びが希薄であった人は、他者との濃厚な人間関係のなかで育っているわけではないので、思考が「私の世界」のなかで形成されやすく、その結果として「独善的な考え」が身につきやすいと考えられます。ここでいう「独善的」とは、決して「病的」なものではありません。

図6-2: 話し合い活動を活性化する教師

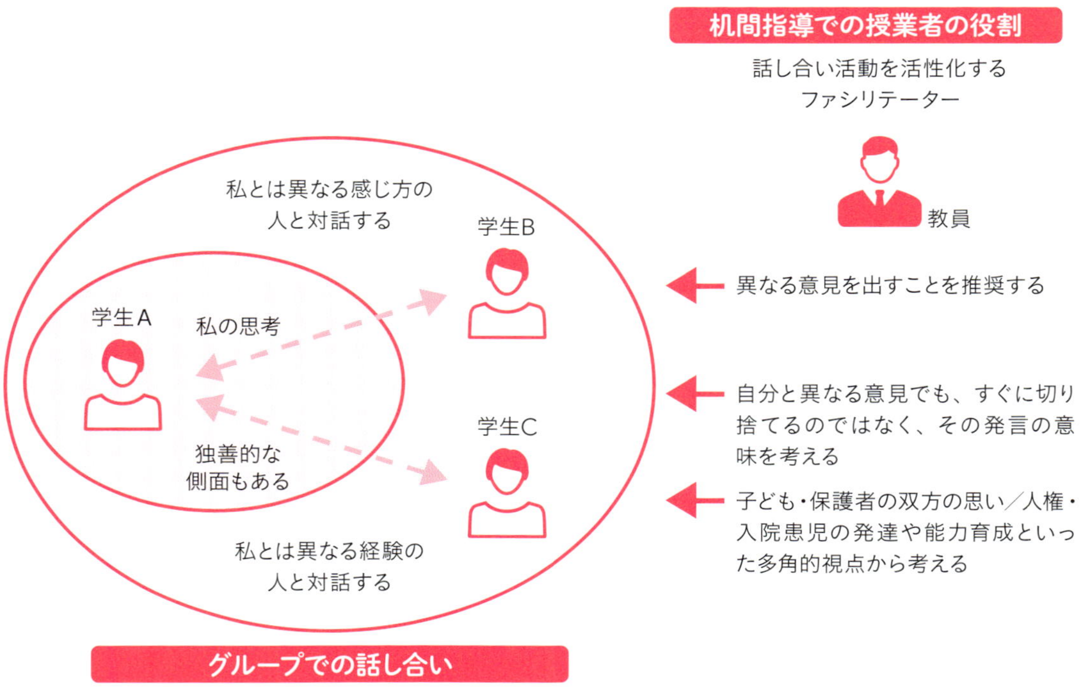

机間指導での授業者の役割

話し合い活動を活性化する
ファシリテーター

教員

→ 異なる意見を出すことを推奨する

→ 自分と異なる意見でも、すぐに切り捨てるのではなく、その発言の意味を考える

→ 子ども・保護者の双方の思い／人権・入院患児の発達や能力育成といった多角的視点から考える

私とは異なる感じ方の人と対話する

学生B

学生A　私の思考

独善的な側面もある

学生C

私とは異なる経験の人と対話する

グループでの話し合い

第6章　「共同的な学び」のなかで深める思考力・判断力　53

黙っている時間が続いてしまい学習が進みません。こうしたなかで、授業者は、**話し合いが滞っているグループに対して、「ファシリテーター」としての役割を果たすことが求められる**のです。これは、教えるというわけではないが、放っておくというわけでもないというように、話し合いが促進していくようにグループにそれとなく働きかけるようなものです。

このとき、グループ全体に対して声をかけるのか、他人の意見に対してつぶやいていた学生の言葉を拾い上げて、「その視点で考えてみたらどうかな」と、授業者もやはりつぶやくようにかかわるのかなど、グループ内の人間関係や発言力などを考慮することも必要です。すなわち、授業者には、グループのメンバーの話し合いが深まるように**「ちょうどよいかかわり方」を見つけ出していくこと**が求められているということです。

5　授業者は「黒子」なのか、「指揮者」なのか

このように、話し合い活動をとおして学びを深めていくことをねらう授業を展開することは、これまでの授業における授業者の位置づけを大きく転換させるきっかけとなります。これは、「教員が教える－学生は教わる」という従来からの関係を崩し、「学び合うグループに、授業者がかかわる」という関係に変化していくことが求められているということです。

ここで、いくつかの疑問が生じます。たとえば、学生どうしの学び合いを重視するのであれば、**教師は「黒子」なのか**という疑問です。黒子とは、舞台のそでで演者をフォローし、わからなくなったときにヒントとなるような物やカンペを出したりする役割を担っています。

●授業者の黒子的な役割

授業者を黒子としてとらえると、学ぶ学生が舞台の上で演じる主役という位置づけになり、「主体的に学ぶ」ことがとても鮮明になり、昨今のアクティブ・ラーニングの特徴をよく表しているように思えます。学びの共同体でのアクティブな学びを展開することが重要であると、早くから主張してきた佐藤は、「聴き合う」ことを重視し、授業者は学習者の話し合いを促進していく役割に徹するべきであると指摘しています[4]。

ただし、こうした学びの共同体に関しては、**「学習集団のなかでの厳しい討論の姿がみられず、思考が深まらないのではないか」**という批判もあります（**第5章の注3** 参照）。これは、まさに本書で議論してきた授業者の指導性をどこまで発揮すべきなのかを検討することがアクティブ・ラーニングでは重要になるということ

です。

●タクトを振る授業者

かつて、**授業者と学習者の関係**を**オーケストラの指揮者と団員の関係**にたとえて論じた研究者がいます。すなわち、実際に音を出して演奏しているのは団員であるが、それをちょうどよいハーモニーに仕立て上げるために指揮棒を振る指揮者は、かなりの意図をもって舞台に立っています。教育方法学の分野では、こうした授業者の指導性を「教育的タクト」とよんでいますが、学びを深めていくためには、「聴き合う」ことを中心にした授業づくりではなく、「教育的タクト」を振ることが求められると考えられます[*3]。

このように、アクティブ・ラーニングの授業を展開するうえで、教師の役割をどのように位置づけるのかという点はとても重要な論点となっています。これは、授業者のスタンス（授業における態度や姿勢）が変わらなければ、共同的な学びは難しいことを示唆していることでもあります。

[*3] ——「教育的タクト」という言葉は、アクティブ・ラーニングの時代に生み出されたものではありません。本書では1970年代頃から「集団で思考する」ことを重視した教育方法学を打ち立てようとした吉本均の教育方法論に依拠しています[5]。ここに記した教育的タクト論は**文献6**を参照。

【文献】

1) 山住勝広：教科学習の社会文化的構成，勁草書房，1998，p.90.

2) ユーリア・エンゲストローム著，山住勝広，他訳：拡張による学習；活動理論からのアプローチ，新曜社，1999，p.78.（原著 Engeström, Y : Learning by Expanding ; an activity-theoretical approach to developmental research, Orienta-Konsultit , 1987. ）

3) 新井英靖：アクティブ・ラーニング時代の看護教育；積極性と主体性を育てる授業づくり，ミネルヴァ書房，2017.

4) 佐藤学：教師たちの挑戦，小学館，2003.

5) 吉本均：授業をつくる教授学キーワード，明治図書，1986.

6) 阿部好策，小野擴男編：集団思考と学力形成〈学級の教育力を生かす　吉本均著作選集2〉，明治図書，2006.

第6章　「共同的な学び」のなかで深める思考力・判断力　55

第III部

アクティブ・ラーニングをとおして実践力を育てる

第I部

第II部

第III部

第IV部

第V部

第III部　アクティブ・ラーニングをとおして実践力を育てる

第7章　実践力につながる「表現力」の育成

1　「理解」と「表現」はどちらが先か

　アクティブ・ラーニングでは、理解するだけではなく、**表現する力**が重要であると考えられています。それでは、「表現力」はどのように育つのでしょう。一般的に、人は「理解する」ことができるようになった後、「表現する」ことができるようになると考えられていると思われます。しかし、本当のところはどうなのでしょうか？

●他者の解釈が「意味」を生み出す

　人間の発達を根源までたどってみると、乳児は決して理解したことを表現しているわけではありません。むしろ、「反射的に泣く」といった（乳児からみれば）反応に過ぎないものを、**周囲の他者が「表現」としてとらえることで、「意味」を創出している**といえます。たとえば、乳児は空腹だから泣く、眠いから泣くといった表現をしますが、決して空腹や眠気を「理解」しているわけではなく、情動的な反応をしているに過ぎません。

　しかし、これが「泣いて訴えかけている」という表現としてとらえられるのは、その行為に意味を感じた周囲の大人が、「この泣き方はおなかが空いている」と解釈しているからです。このように考えると、思いつきの反応であったとしても、その行為を解釈し、意味づけてくれる他者がいる環境においては、それは「表現」となります。

　もちろん、大人になった看護学校の学生の表現をすべて乳児の発達モデルに当てはめることは適切ではないでしょう。しかし、学生が授業で提示された話題に反応して、驚き、つい口にしたつぶやき（たとえば、「えーっ、そんなことできないよ」など）に、看護師の先輩である看護教員が応答していくことによって、看護の世界で大切にしていることの「意味」を学生が意識できるようになるということはあるでしょう。そして、**こうした意味づけを蓄積していくと、看護の現場で適切な表現ができるようになる**ということは、あながち見当違いではないと思われます。

●驚きを引き出す授業づくり

　このように考えると、学生の「表現力」を育てようとするなら、**学生が興味をもつ話題やテーマのなかで、「えーっ」と驚き、声が出るようなネタを探し出してい**

58　第III部　アクティブ・ラーニングをとおして実践力を育てる

くことが授業づくりのポイントとなります。看護学校の先生方からは、「看護師時代の病院での経験を語ると、学生は目を輝かせながらよく聞いています」という話を聞いたことがありますが、それは声を出さないまでも、驚きや発見がある話題だからだと考えます。

本章では、こうした**驚きや発見のなかで表現力が育つプロセス**についてみていきたいと考えます。ただし、本章では、患者に説明するなど、本書の中でこれまで取り上げてきた看護の現場で表現力が必然的に求められる授業ではなく、一見、理解することしかないようにみえる「解剖生理学」の授業を取り上げ、そうした授業においても「表現力」を育てる学習が可能なのかについて検討したいと思います。

2 表現する道具としての「言語」の機能

人は表現をするときに「言語」を使うことができる動物です。こうした点からも、人間の表現力には言語の発達が不可欠であるという点はだれもが認めることです。それは、「言語」というものが、単に「他者とのコミュニケーション」のためのツールであるばかりでなく、「思考」や「行動調整」のためのものであるからです。

これは、なんとなくわかっていることがらを言語で表現してみると意外と難しかったりするといったことでもあります。つまり、言語は、他者に正確に伝えること（コミュニケーション）ができるというだけでなく、自分の頭のなかを整理して、理解をより深めるという機能もあるということです。もう少し実践的に述べると、人は「なんとなくわかっている」という状態があり、そうした状態から抜け出すために「言語」が存在すると考えられます。

●専門用語を用いて仕事をする理由

本章で取り上げる「解剖生理学」と関係する用語でいえば、たとえば、看護師は、「足首」とか「人さし指」などという日常的な言葉ではなく、専門的な用語を用いて仕事をしています。これは、日常生活であれば「なんとなくこのあたり」ということが表現できればよいのに対して、看護学や医学の分野で仕事をする場合には、もっと正確に部位を確定して会話をしなければ、表現したいことが正確に相手に伝わらないからです。

こうした理由から解剖学や生理学の分野では、日常からはかけ離れた専門用語がたくさん出てきます。そのため、この分野を初めて学ぶ学生にとっては理解が難しく、苦手意識をもってしまう人も多くなります。しかし、**前述のような解剖生理学を学ぶ「意味」を理解していたら、馴染みがなく、難解な用語であって**

も学ぶ意欲が出てくるでしょう。

●解剖生理学の用語をアクティブに学ぶ

　アクティブ・ラーニングの時代には、こうした一見すると無機質に見える解剖生理学の用語であっても、アクティブに(主体的に)学習する工夫が求められます。筆者は解剖生理学に苦手意識をもつ学生たちと、以下のようなワークシートを使って、「日常的に使っている言葉を解剖生理学の用語に置き換えてみよう」という学習を行ったことがあります(図7-1)。

　具体的には、学生には解剖生理学のテキストを持参してもらい、筆者が学生に問題を出すかのように、「次の言葉は、解剖生理学のテキストではどのような用語が用いられていますか?」と問いかけました。そして、最初は単語レベルの用語を取り上げ、「足首」「人さし指」というように、筆者が口に出した言葉を解剖生理学のテキストを使って調べ、ワークシートに記入していく学習をしました[*1]。

　このように学習すると、「『足首』というのは、テキストでは『足根骨とよばれる7つの短骨があり…』[1)]って書いてあるけど、ここにそんなに骨があったんだ」ということに驚く学生もいます。そうした驚きをもって学習が進むと、今度は「それじゃあ『くるぶし』というのは足首のなかに含まれるの?」といった疑問が生まれます。このとき、4人くらいのグループで調べ合い、話し合ってワークシートを埋める学習を進めていくと、くるぶしは「足の骨」の項目ではなく、「下腿の骨」のところに書かれている[2)]ことを見つける学生もいるでしょう。

[*1]──この授業はある看護学校で教育学の授業を担当したときの実践です。この授業では、「人に説明する方法」や「わかりやすい言い方」について教育学の知見を伝えることを目的の一つにしていました。

図7-1: 解剖生理学のテキストを用いた「表現」の演習例

1.何気なく使っている自分の身体の部位を専門用語に置き換えてみよう

日常用語	解剖学・生理学の用語
足首	
人さし指	
背骨	
目玉	
おしり	

2.患者さんの状態を正しく把握するために、専門用語で表現してみよう

日常用語	解剖学・生理学の用語を使った説明（定義）
目が悪い（近視）	
チアノーゼ	
せき	
くしゃみ	
下痢	

●アクティブ・ラーニングの進め方

以上のように、みんなでワイワイ学んでいると、多くの場合、自分たちの足を見ながら、「ここまでのことかな?」など、対話的に学ぶようになります。また、こうした学習のなかで、「要領の良い」学生は、テキストの巻末にある索引を使って調べるとすぐに知りたい情報にたどり着くことがわかってきます[*2]。筆者はこうした学生がいたときに、「とても上手に調べている人がいます」と言って、あえて他の学生にそうした調べ方を紹介するようにしています。

「単語レベル」で専門用語を自分たちで見つけられるようになったら、次はもう少し「文章で説明する」ことが求められる問題に発展させます。たとえば、「『せき』とか『くしゃみ』を解剖生理学の言葉を使って説明してください」というように問題を出します。

もちろん、こうした用語がテキストにダイレクトに掲載されていることもありますが、索引にその用語が見当たらないものもあえて加えておいて、そうした用語が出てきたときにはどうするかを考えさせる学習も大切です。たとえば、「せき」であれば、「呼吸器系」のページを開いて、該当箇所を探すというような学習のしかたを身につけていくことは、今後の学習にとても重要であるといえるでしょう。

3 「表現」が生まれる文脈と切迫感

前節で紹介した「解剖生理学の用語を用いて表現する」といった学習は、ゴールデンウィークや夏休みの宿題にして、解剖生理学のテキストに慣れ親しんでもらうというような学習もできると思います。ただし、「一人で進める宿題」になると、楽しさが半減してしまい、やる気が出なくなるということも十分に考えられます。

それは、人はそもそも「知」を取り込もうとすることに積極的な生物なのではなく、「考えることは面倒くさいことである(『愛知』ではなく、『嫌知』)」という本性があるからだと説明している研究者もいます[*3]。そのため、**一人で考えていて「わからない」という状態になったとき、それを一緒に考えてくれる仲間の存在がとても重要**です[*4]。

さらに、考えることを「面倒くさい」と思うのではなく、「ぜひ考えてみよう」と思うような**「認識のゆさぶり」**も重要です。たとえば、「白内障」について理解を深めるために、「原因」「治療方法」「日常生活の制限・不便」「予防の方法」などを調べて、まとめる学習を課題にしたとします(図7-2)。こうした学習を宿題などにして「一人で進めた」場合には、テキストから必要事項を抜き出して、ワークシートの枠に書き込んだ時点で、「勉強した」という実感がわき、「これ以上、調べる必要はない」と思う学生が多いと思われます。

---

*2——専門学校や大学でアクティブ・ラーニングを展開することの意義の一つに、調べ方を学ぶということもあります。すなわち、小グループでのちょっとした調べ学習を経験すると、周りの人の効率よい調べ方を知り、その後の学習でそれを取り入れる学生は多くなります。こうした学習を入学直後に行っておくと、その後の個人学習にも良い効果が現れます。こうした「学び方を学ぶ(learning about learning)」こともアクティブ・ラーニングの特徴の一つです。

*3——20世紀までの教育観では、「人は知を愛する(愛知)」存在であることを前提にしていました。そうした時代には、一方的に講義形式で学問知見を伝達しても、人はそれを取り込もうとするはずだと考えられていました。しかし、アクティブ・ラーニングに注目が集まる21世紀には、人はそもそも知を取り込むことを良く思っていない「嫌知」の状態であるという考え方も多くなっています(**文献5**など)。

*4——このときの一緒に学ぶ他者は「競う相手」ではなく、「問題を一緒に考え、解決方法を一緒に模索していく」ことを前提にした「共同学習グループ」です。共同学習グループのつくり方については、**文献3**を参照。

第7章 実践力につながる「表現力」の育成 　61

しかし、白内障に関連する事項を調べてまとめた後、**「これらの項目を患者さんにわかりやすく伝えるには、どのように話せばよいか考えてみてください」**と問われたら、学生は思考を継続しなければならなくなります。さらに、患者さんに伝える文章を考えて周囲の人に言えるようになったときに、「高齢者からこんな質問がきたらどうしますか？」というように**看護場面をさらに発展させる**と、もう一度、調べて確認しなければならないことも出てくるでしょう。

● **認識がゆさぶられながら学ぶ**

このように、調べるだけではなく、「表現」を求められると、人は調べて安定していた認識がゆらぎ、さらに思考を続けなければならなくなります。「アクティブ・ラーニングで表現活動を行うと思考が深まる」と考えられているのは、こうした理由からです。

このことは、裏を返すと、ただ調べ学習をさせているだけでは、アクティブ・ラーニングとはいえないということです。一見すると、みんなで「表現」を考える活動をしていれば、アクティブに学んでいるように見えますが、学生の学びという視点からみると、テキストの表現をただなぞっているだけでは思考が深くなっていかないということがわかります。そうした表面的な学びから抜け出し、思考を深めるためには、**「このままでは、自分が困る」**という状況に学生を引き込む指導者の**「問い」**や**「ゆさぶり」**が重要となります。

図7-2：「表現」が生まれるプロセスを創り出す

例：白内障についてまとめてみよう

原因	
治療方法	
日常生活の制限・不便	
日常的な予防方法	

表現課題
健康診断で白内障の疑いがあると言われた高齢者がいました。
この人に白内障の原因と治療方法についてわかりやすく解説してください。

ゆさぶり課題
★高齢者から次のように質問されたら、どのように答えるか、考えてみましょう。
(1) めがねをかければ見えるようになるのでしょうか？
(2) 手術をしないと治りませんか？

4 「表現」は「鑑賞」の上にある

　このように考えると、看護学校の教室で行われる授業であっても、ただ調べて、まとめるだけではなく、具体的な事例や看護場面を提示し、みんなでワイワイ調べたうえで、「表現」する活動を用意することはとても重要です。ただし、ワイワイと話し合っていても表現を生み出すことができないグループもあります。これは、表現するための**「鑑賞」**が不十分な状態であるといえるかもしれません。

　表現と鑑賞の関係については、教育学の分野では、音楽や美術の授業づくりのなかで昔から指摘されてきたことです。これは、音楽や美術などの芸術教科では、**「表現」だけでなく、必ず「鑑賞」の時間がある**ことを考えるとわかりやすいでしょう。

●感動したことがあふれ出るのが「表現」

　一般的に私たちがクラシックのコンサートに出かけたり、有名な絵画を展示している美術館を訪問して芸術を鑑賞したりする場合でも、素人でさえ圧倒されるほどの演奏や芸術作品を目の当たりにして感動するものです。そうした訴えかけてくるものに偶然、遭遇した私たちは、それを取り込もうとし、**それがあふれ出るくらいまで蓄積されたときに「表現」**が生まれます[*5]。

　もちろん、「鑑賞」はただ眺めているだけではなく、自分たちの演奏や作品と何が違って、どういう技術が駆使されたものであるのかと**解説してくれる人**がいると深まります。つまり、圧倒されるほどの芸術作品は、それを見ただけ、聞いただけで心が揺さぶられるものではありますが、そこに解説が加わり、「意味」を理解すると、そのセカイの深さを感じることができると考えます。

　筆者は、**看護学生の表現力を向上させるために、こうした芸術作品を鑑賞することと同様の学びが必要なのではないか**と考えています。すなわち、表現力を身につけるためには、まず**「圧倒されるほどの現場に（短期間でよいので）いったん身を置くこと」**が重要です。これが早期からの病院見学（実習）が必要である理由の一つだと考えます。

[*5]──この点については、**文献4**を参考にしました。

●圧倒されるほどの体験が重要

　そうした圧倒される体験の直後に、その現場で行われていることの「意味を解説すること」がセットになったとき、そのセカイの奥深さに触れ、自分も「表現してみたい（できるようになりたい）」という強い思いが芽生えます。先に紹介した看護学校の1年生に解剖生理学のテキストを用いて専門用語で表現することを課す場合には、こうした学習の前後に**「ナースステーションで引き継ぎをしている看**

護師たちの様子」を目の当たりにする経験がリンクすると表現への強い動機につながると考えます。

　おそらく、看護学校に入学して間もない学生たちは、「ナースステーションでの引き継ぎ」の場面に立ち会っても、専門用語が飛び交い「何を伝え合っているのか、まったくわからなかった」という感想をもつことでしょう。学生の言葉を借りると「頭のなかを星がいくつも回っていた」というような、圧倒された経験をもとにして、解剖生理学のテキストを使った用語の調べ学習を宿題に出せば、本気で取り組む学生が増えると考えます。

　もちろん、このことは、もう少し発展した実習においても同じようにいえます。たとえば、病室に行って患者と話をする基礎的な実習において、「看護師がどのようにやり取りをしているのか」を観察し、その看護師の「説明の上手さ（技術の高さ）」を目の当たりにすることがあるでしょう。こうした実習生が圧倒される経験はとても大切ですが、一方で、そうした技術の高さを「解説する」ことも重要となります。

　すなわち、病室で先輩看護師はどんなところに配慮をしていたのか、どんな言葉を使うと相手が納得してくれるのかなど（説明することと納得してもらうことは違うことなども含めて）、看護師が一つ発する言葉のなかにも意味があることに気がつくような実践の解説を聞くと、学生は看護の奥深さを実感し、自分でもそうした実践ができるようになりたいとあこがれを抱きます。しかし、現状ではそれができない自分にも気がつきます。

● 「わからなさ」が学びの原点

　こうした**悔しかったりもどかしかったりする経験が、学生の「学びに向かう力」を高めていきます**。もちろん、病院で学生を指導している看護師に、解説部分までお願いすることが難しいこともあるでしょう。そうした場合には、実習中、あるいは実習後の振り返りの時間に看護学校の教員が**「現役看護師の思考と技術の深さ」を語る時間をつくる**ことが重要となります。

　こうした解説を聞くことで、テキストに書かれていることを押さえながらも、**「テキストに書かれている範囲で考えているだけではダメなんだ」**と学生は感じることができます。こうした知の広がりを期待していくことも、アクティブ・ラーニングでは重要な学習となります。すなわち、ある課題（技術など）に対して、「答え」を超えて、美しくも奥深い実践へのあこがれをもち、それに向かって表現しようとする気持ちを育てていくことがアクティブ・ラーニングの本質です。

【文献】
1) 橋本尚詞，鯉淵典之編著:人体の構造と機能①　解剖生理学〈新体系看護学全書〉，メヂカルフレンド社，2017.
2) 前掲書1).
3) 船越勝，他編:共同グループを育てる;今こそ、集団づくり，クリエイツかもがわ，2002.
4) ヴィゴツキイ著，柳町裕子，高柳聡子訳:記号としての文化;発達心理学と芸術心理学．水声社．2006.
5) ジル・ドゥルーズ著，財津理訳:差異と反復，河出文庫，2007.

第Ⅲ部　アクティブ・ラーニングをとおして実践力を育てる

第8章

「主体的な学び」を発展させる教材開発

1　「主体的な学び」を「深い学び」に発展させる

　これまで、アクティブ・ラーニングは単に話し合っていればよいというのではなく、「深い学び」に結びつく指導を展開しなければならないということを指摘してきました。もちろん、アクティブ・ラーニングでは主体的・対話的に学ぶことが重要ですので、教員の話を一方的に聴講しているだけの授業は、現代においてはもはや改めるべきだと言われても反論の余地は残されていないかもしれません。

　しかし、看護師などの「実践力」を育成する専門職養成においては、ただ「話し合いました」ということで学びが終わってしまうのでも不十分です。少し厳しい言い方をすれば、**話し合って納得できたとしても、それを実践に移せなければ、実践力とはいえないから**です。

●実感をもって「わかる」ことが大切

　このように考えると、アクティブ・ラーニングでは、「深く学ぶ」ことが実践力を育てることと結びつくことが求められます。具体的には、①専門科目などで学んだ知識と知識、あるいは知識と技術が有機的に結びつき、②自ら積極的にそれを活用・応用したり、探求したりしようとする姿勢を育てることが求められています*1。ただし、看護学校の授業において、波線①にあるように知識と技術を「結びつける」ということにあまり注意を向け過ぎてしまうと、「頭の中で整理させ、理解させる」ことを主眼とした授業が展開されてしまい、実践力と結びつかない授業となってしまうことも多くあります。

　こうした「認知的な整理」をするだけの学びから抜け出すためには、**身体的な実感をもって「わかった」という学びを展開することが重要である**と考えます。また、波線②にあるような「自ら積極的に知識や技術を活用・応用していく」ことを含めて学び、その根底にある「探求心をもって学習する」ことが現場に出たときの思考や判断の基礎となると考えています。そこで本章では、こうした「深い学び」につながるアクティブ・ラーニングの授業づくりについて、**「教材開発」**という視点から考えていきたいと思います。

*1──この点については、アクティブ・ラーニングの導入を議論した中央教育審議会答申で次のように指摘されています。すなわち、「深い学び」とは、「習得・活用・探究という学びの過程の中で、各教科等の特質に応じた『見方・考え方』を働かせながら、知識を相互に関連付けてより深く理解したり、情報を精査して考えを形成したり、問題を見いだして解決策を考えたり、思いや考えを基に創造したりすることに向かう」ことであると指摘されています2)。

2 「深く学ぶ」ための教材開発

　看護学校で用意されている授業は、看護師の資格を取得するために必要な科目がほとんどです。実習や演習などの時間も多く設定されていますので、学生や教員の負担などを考えて、専門学校や大学などで独自に設定されている科目はとても少なく、多くの学校が似たような教育課程となっています。

　もちろん、授業科目名や各授業の到達目標などは各学校で定め、各授業の担当者が目標などを考えてはいますが、授業のシラバスといえども、含むべき項目を書き記さなければならず、「縛り」のようなものはあるでしょうから、一人の教員が自由に決められる範囲はとても少ないというのが現実でしょう。この点については、教員養成課程で小学校や中学校の教師を育てている教育学部も同じです。

●教材開発のプロセス

　しかし、そうした場合においても、**「教材」については、授業者がある程度、アレンジする余地が残されています**。すなわち、「教えなければならない内容」が決められていたとしても、その内容を「アクティブに学ぶ（主体的・対話的に学ぶ）」ためには、どのような「教材」を用意するかという点は、授業者の裁量でかなり変化させることができます。

　たとえば、「食事の意義」に関する講義を例にして考えてみましょう。まず、教育課程全体を見わたしてみると、看護学校の授業で「食事の意義」に関する授業は、入学して間もない時期の、基礎看護学のなかで取り扱うことは、ほぼすべての学校で共通していると思います（この授業が2年生や3年生に位置づけられている看護学校は、まずないでしょう）。

　そこで学生に指導する内容としても、食事の意義を「生理的意義」「心理的意義」「社会的・文化的意義」というように整理して、食事を多角的な側面から見つめられるように授業が展開されることが多いのではないでしょうか。メヂカルフレンド社から出されている『基礎看護技術Ⅱ』のテキストでも、「食生活と栄養摂取の援助技術」について書かれている第2章の冒頭（「食事・栄養摂取の意義としくみ」）で、この3つの意義が取り上げられています。これは、看護師になったときに、食事というものを「適切で効果的な栄養摂取となっているかという観点からみていくことが必要」なだけではなく、「おいしく楽しく食べることが生きる喜びにさえつながる」ということを意識することが重要であるからだと考えられます[1]。

　このような看護師の「いろは」の「い」に相当するような、極めて基本的な事項は、ほぼすべての看護教育の授業で行われていることです。そして、学習者がこの授業をとおして習得すべきことがらについても、看護学校による違いはたいして

ないと思われます。

●目標は同じでもたどる道は異なる

しかし、その到達目標にたどり着くために、どのような教材を用意するかという点でいうと、授業者によって多様になります。たとえば、ある教員Aは、看護学生への授業なのだから「病院の食事」を教材として取り上げるのがよいのではないかと考えました。一方で、別の教員Bは、患者の食事について考える前に、「そもそも人にとって食事とは何か」という点を考えてもらうことが学生には必要だと考え、「昨日の私の昼食」を教材にしようと考えました（図8-1）。

このように、同じ授業科目で（食事を3つの側面から見つめるというように）、共通の学習内容・到達目標が設定されている授業であるにもかかわらず、授業者が異なると、取り上げられる状況や場面（すなわち、教材）が異なることがあります。このとき、どちらの教材がより優れているかという判断は、簡単にはできません。なぜなら、その教材が適切であったかどうかは、学生の理解力やそれまでの社会経験、看護学校に入学してどのようなことを学んできたのかなど、多様な要素を考慮して判断する必要があるからです。

●「病院の食事」と「昨日の私の昼食」はどちらがわかりやすいか？

たとえば、高等学校までに入院した経験のある人がほとんどいない新卒学生

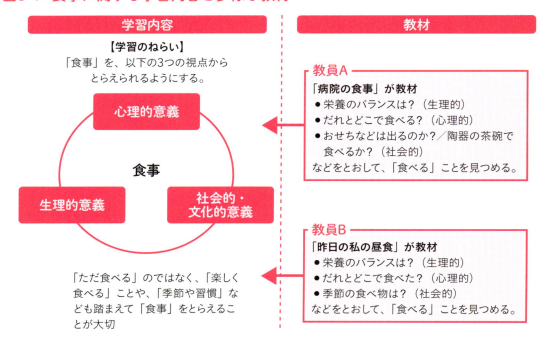

図8-1：食事に関する学習内容と多様な教材

の多いクラスで授業をする場合には、「病院の食事」を取り上げるといっても、どのような食事が出され、どのような時間帯に、どのように食べているのか、想像できない人が多いでしょう。そのため、こうしたクラスで病院の食事を教材にするなら、せめて写真や動画で「入院患者の食事場面」を見る機会を設けなければなりません。もしかしたら、ドラマなどで見た病室の食事場面のイメージが残っていて、実際の食事の状況とは異なるイメージをもっている人もいるかもしれません。

それでは、入院経験のない人が多いクラスであったら、この授業は「昨日の私の昼食」を教材にするほうがよいのでしょうか。実は、この教材にもいくつか困難に直面することがあります。

それは、「私の昼食」といっても学生によってかなり違いがあるからです。たとえば、「いつも昼食はゼリーを食べるだけ」というように、極端な食生活をしている学生が多いクラスだと、この授業はどうなってしまうでしょうか。自身の栄養の偏りを意識させて授業が終了してしまったら、この授業で到達したい点について理解させることができなくなってしまうかもしれません。

また、最近は、トイレの個室で食べるほうが落ち着くという学生もいるようですが、こうした「昼食は一人で食べる」という学生がいた場合に、みんなで食べると楽しいということをどのように考えるかなど、授業に工夫が必要となる可能性もあります。

このように、「教えるべき内容」は同じであっても、「そこにたどり着くまでのプロセス」は変わります。アクティブ・ラーニングでは、到達すべき地点は同じであっても、そこにたどり着くプロセスは異なるということを前提にして授業を展開していくことが必要です。

3 「教材」をとおして複眼的に考える力を育てる

しかし、これでは、**「入学した学校によって、あるいは担当した教員によって異なる学びになってしまうではないか」**という質問が寄せられることでしょう。こうした質問に対しては、**「そのとおりです」**と答えざるを得ないと考えています。

アクティブ・ラーニングでは、**「こうした順序で指導をすれば、みんなが同じ学びになる」という考え方をもともと採用しない**という点に特徴があります。前節で例示した教材（学習する際の状況や場面）に限らず、先生が授業中に話題にした「ちょっとしたエピソード」や、隣に座った友人との「話し合い」によって、そのクラスの学びは異なってきます。

●教材によって学びの質は異なる

これをアクティブ・ラーニングの「良さ」としてみるならば、授業者が選定した教材によって、学生の学びをいくらでも深めていくことができると考えられます。しかし、他方では、教材の選定いかんで学生の学びも変わってしまうということですので、授業者の力量によって学ぶ側の関心や学びの質までも異なってしまうこともあるのが事実です。

このように述べると、再び疑問が生じてきます。それは、一人ひとりの学びがこんなにも違うのだとしたら、教科書に書かれている内容をすべての学生に着実に習得させることができるのかという疑問です。当然のことですが、アクティブ・ラーニングの時代においても、教科書に書かれている内容を理解することは、もちろん、必要であり、重要です。

しかし、そうした基本的事項を理解する際にも、アクティブ・ラーニングのほうが有効な場合が多いと考えられています。それは、アクティブ・ラーニングのほうが多くの感覚をとおして学ぶことができ、知を総合化できるので、知識や技術が定着しやすいからです[*2]。

たとえば、「食事の意義」について学ぶ場面でみていくと、教科書を読むだけであれば表面的な理解にとどまっていたものが、「教材」をとおして学ぶことで、「食事」を3つの視点から複眼的にとらえることができるようになります。つまり、ある特定の状況や場面をとおして考えているうちに、「食事の本質」があぶり出されてくるということです（図8-2）。このような学びは、理論的な内容よりも、より看護実践に近い学習内容のほうが顕著であるといえるでしょう。今回、看護教育における「食事」を例にしたのは、実際に食事の介助を看護師が行うので、教科書的な知識から抜け出し、実践場面を想定しながら「食事の意義」について考えられることが重要だからです[*3]。

そして、こうした学びは「活動しながら理論を学ぶ」というプロセスになります。アクティブ・ラーニングでは、そうした学びをとおして、食事に関する実技や看護過程を考える授業へと発展させていくことで、「実践力」を身につけていくことができると考えます。

4 教材解釈と「問い」の精選

教員によって教材の選択は異なってよいといっても、もちろん授業の「質」を保つことは重要です。そのための方法の一つが**「教材を開発する力量を高める」**ということです。これは、先の食事の意義に関する授業でいえば、**取り上げる教材はどのような状況・場面が良いのか**ということを考える力だといえます。

[*2]——この点については、「わざ」の習得過程を研究した生田の知見が参考になります。生田は「わざ」の伝承について明らかにする際に、助産所における助産師の「わざ」の伝承を例にして、「明示的な『教える』ことを中心とするのではなく、むしろ『仲間になる』ことや活動へ『参加する』ことを通して自らの学びを構築していくこと」が重視されていると指摘しています[3]。これは、伝統的な学校教育、すなわち「普遍的かつ抽象的概念に基づいて体系化された『知識』を学ぶ者が受け入れ、それを頭の中に表象させていくという、いわば『表象主義』的な『学び』観」とは異なるものであると指摘されています[4]。

[*3]——テキストでは、「患者への食事の援助」という項のなかで、医療施設で提供される食事の種類や形態が詳しく解説されています[5]。

一般的に、小・中学校では「教科書」に沿って教えているので、どこの学校でも同じ授業が展開されていると思われがちです。しかし、実際のところは、教科書に掲載されている教材をそのまま同じように教えているのではなく、授業者がクラスの子どもたちに合うようにアレンジしています。そのため、授業者によって授業で取り上げられる内容や展開は多少、違うことがあります。たとえば、小学校低学年の国語の教科書に掲載されている『スイミー』という物語で考えてみましょう*4。

*4——レオ・レオニ作の絵本『スイミー』は、小さな魚のスイミーが主人公です。海の中を泳いでいたら、大きな魚に襲われ、仲間が食べられてしまいました。ほかの仲間たちは、その後、怖がって岩陰から出てきませんでしたが、スイミーは海に出て行き、素敵な景色に出会いました。この話の最後には、仲間と一緒に海を泳いで大きな魚に出くわしたときに、1匹だけ色の異なるスイミーが「ぼくが目になろう」と言って、皆で協力して大きな魚を追い出した、というストーリーです。

● 「問い」が異なると考えることも変わる

　スイミーの物語の最後の場面を取り上げて、「スイミーはどうやって大きな魚を追い出したのか？」と問いかけるのと、「大きな魚がいるのに、スイミーはどうして海に出て泳いだのか？」と問うのかによって、「話し合う内容」も異なってきます。アクティブ・ラーニングでは、こうした**教師が投げかける「問い」の違いによって、表面的な話し合いで終わってしまうのか、話し合いによってさらに内容理解が深まるのかという点が異なってきます。**

　すなわち、「スイミーはどうやって大きな魚を追い出したのか」という問いでは、教科書に書かれている内容を「正しく読む」ことが求められてしまいます。そのため、（小学校低学年の児童では）「みんなで協力して追い出した」という答え以外

図8-2: 学びが深まるプロセス

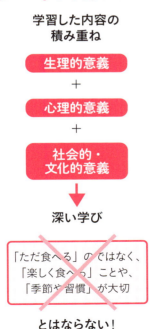

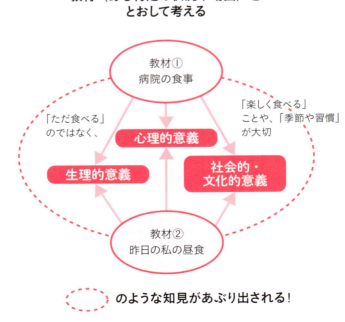

第8章　「主体的な学び」を発展させる教材開発　71

はなかなか思いつかず、多様な意見を交流させることは難しく、話し合いは盛り上がりません。

一方で、「スイミーはどうして危険な海なのに泳いだのか」という問いについては、このお話全体のスイミーの言動を総合して考えることが求められるので、多様な意見が出てくることが予想されます。こうしたスイミーの「人間性（スイミーは魚ですが、擬人化してとらえているという前提）」にかかわる問いを投げかけられた子どもたちは、自分とスイミーを重ね合わせて、必死にスイミーの行動の「意味」を考えようとします。時には、「泳ぐのが好きで、じっとしていられなかったんだよ」というようなテキストには記載されていない意見が子どもたちのなかから出てくるかもしれません[5]。

● 「問い」について話し合うことでイメージが変化する

このように、アクティブ・ラーニングをとおして「深い学び」を実現しようとしたら、教材を深く理解することが授業者に求められます。そして、アクティブ・ラーニングの教材開発をこのようにとらえると、この章で取り上げてきた「食事の意義」に関する授業でどのような「問い」を投げかけるべきであるかについても検討することができるようになるでしょう。

たとえば、「病院の食事」を教材にする授業でも、「病院の食事のイメージはどのようなものですか？」と問いかけたら、「質素なメニューである」とか、「一人で寂しく食べる」というような意見しか出てこないかもしれません。しかし、「質素だと思われている病院の食事を、メニューを変えずにおいしく味わえるようにするにはどうしたらよいだろうか？」というような「問い」に変えれば、学生の意見も多様に出されるのではないでしょうか。

たとえば、「同じメニューでもみんなで食べればおいしく感じるかもしれない」といった「心理的側面」に着目した意見や、「せめて、器だけでも格好良い物に入れてあげれば、見て楽しめるかもしれない」というような「社会的・文化的側面」に着目した意見が出てくると考えられます。

このような意見を交流するなかで、「食事」を3つの側面から複眼的にとらえることができるようになれば、単に食べさせればよいという認識から抜け出せます。また、自分の昼食はゼリーしか食べていなくても、あるいは本当は一人で食事をするのが落ち着くという学生であったとしても、この授業をとおしてみんなで話し合っているうちに、「病室にいる患者さんは、きっとこんな食事を望んでいるのだろうな」というイメージが少しずつ、ぼんやりと形成されるようになるのだと思います。

このように、授業者の工夫によって看護学生の食事のイメージをリニューアル

[5] テキストに書かれていないことでも、それが読解としてはあながち間違いであるとはいえない発言もたくさんみられます。たとえば、「スイミーは泳ぐのが好きで、じっとしていられなかった」という児童の発言は、「印象」のレベルで答えているだけかもしれませんが、スイミーの作品の本質を突いた発言であるととらえることもできます。それは、スイミーの作者であるレオ・レオニは、この作品をとおして「自分を見つけ出していく過程」を描いていたからです。つまり、スイミーは「自分が魚である」という自己意識に従って危険な海を泳いでいたのであり、そのため「泳ぐのが好きで、じっとしていられなかった」という「（テキストには書かれていない）読解」もあながち間違いであるとはいえません。詳しくは、**文献6**を参照。

して、「深い学び」につながるのがアクティブ・ラーニングです。

【文献】
1) 西田直子:食生活と栄養摂取の援助技術[深井喜代子編:基礎看護学③　基礎看護技術Ⅱ〈新体系看護学全書〉],
　　メヂカルフレンド社,．2017，p.24.
2) 中央教育審議会:幼稚園、小学校、中学校、高等学校及び特別支援学校の学習指導要領等の改善及び必要な方
　　策等について（答申），2016，p.50.
3) 生田久美子:「わざ」の伝承は何を目指すのか; Task か Achievement か[生田久美子・北村勝朗編著:わざ言語;
　　感覚の共有を通しての「学び」へ]，慶應義塾大学出版会，2011，p.21-22.
4) 前掲書 3)，p.25.
5) 前掲書 1)，p.32-33.
6) 松居直:絵本のよろこび，NHK出版，2003.

第Ⅲ部　アクティブ・ラーニングをとおして実践力を育てる

「対話」をとおして深く学ぶ
―技術演習の指導方法―

1　「対話」をとおして「技術」を学ぶ

　アクティブ・ラーニングでは、状況の変化に柔軟に対応できる思考力や判断力を育てることが強く求められています。これは、小学校・中学校の教員を養成している教育学部や看護師を養成している看護学校などの、**「人を相手にする専門職」**に就こうとする人には、とても重要な実践課題であると考えます。

　近年、こうした動向のなかで、小学校・中学校の教員養成では、**「理論と実践の往還」**が強く求められています。特に、ここ数年のうちに急速に広がっている教職大学院では次のような実践力を身につけることが求められています[1]。

- 実践的指導力を備えた教員の養成の観点から、教員に必要な実践的な指導技術（スキル）を獲得させるものであること
- 指導技術（スキル）を取り上げる際、なぜその指導技術（スキル）を活用するのかについての背景、必要性および意味について説明できるものであること（意味付け、説明理論、現状や問題点を俯瞰できるものであること。）
- 事例研究や授業観察・分析、模擬授業、現場における実践活動・現地調査（フィールドワーク）などにより、教育現場における検証を含むものであること

　これは、教員養成で求められていることではありますが、「教員」の部分を「看護師」に、「教育」や「授業」の部分を「看護」に置き換えて読んでみても、それほど違和感なく読めるのではないでしょうか。そして、これが意味するところは、知識を教授する形で進められてきた大学などの「一斉講義」を打ち破る必要性が強調されている点です。

●マニュアルを超えた学びを生み出す

　もちろん、フィールドワークやプレゼンテーションなどを行うにしても、ただ現地に行けばよいとか、ただ発表すればよいというものではありません。教材を厳選し、思考する「セカイ」を立ち上げ、他者との共同的な学びのなかで「真の学び

（オーセンティックな学び）」をするために、アクティブな学びの展開が不可欠だということです。

本章では、この点について技術指導の場面を取り上げて考えてみたいと思います。たとえば、「体位変換の介助（仰臥位から側臥位へ／臥位から端座位へ）」や「車いすへの移乗・移送の介助」については、一定の水準で「技術」が求められるものですので、これまでにも看護技術マニュアルが整備され、技術指導が行われてきました（**文献2**など）。

ただし、アクティブ・ラーニングで大切なことは、ペアで身体を動かし、話し合うことではなく、そうした学習活動からどのようなことを学んでいるかという点です。すなわち、ペアをつくって技術を習得する際に、マニュアルどおりにできているかどうかという点だけに着目している場合には、介助する側が看護師になるために学んでいる時間であり、もう一人の学生は「相手の学生の学習のために、自分の身体を提供している時間」となります。

しかし、アクティブ・ラーニングでは、**双方の学習者が学びを深めていくこと**が重要であると考えます。つまり、介助される側にとっても「患者の気持ちを体験する」という貴重な学習であり、介助されている学生の「学びの時間」であるととらえるべきです。具体的には、技術の演習をとおして、どのように介助されると「怖かったか」、あるいは「安心を感じられたか」という点を述べ合い、マニュアルどおりに実施するにしても、手順書に示されていない**「配慮」**などをペアで語り合い、マニュアルにたくさんメモを取らせるような授業を展開していくことがアクティブ・ラーニングでは大切です。

2　アクティブ・ラーニングのなかでの「対話」

ここで明らかにしておきたいのは、**「配慮すること」**も看護教育のねらいの一つになるということです。当然のことながら、看護教育においては、こうした関係を構築することができるかどうかを、「資質（生まれもった性格）」の問題にするのではなく、**授業をとおして育成すべき「能力」として位置づける**ことが必要です。

それでは、こうした能力を身につけていくためには、どのような学習を蓄積していくことが必要なのでしょうか。

●「対話」を広くとらえる

ここで重要なポイントとなるのが、**「対話的に学ぶ」**ということです。アクティブ・ラーニングでは、「主体的に学ぶ」だけでなく、「対話的に学ぶ」ことが重要視されていますが、「対話」とは必ずしも目の前にいる友人と看護に関して「話し合う」こ

とだけを指すのではありません。中央教育審議会の答申では、「対話」の一つとして**「先哲の考え方との対話」**を含めています。また、「配慮する」ということも、看護教育学のなかで蓄積されてきた学問的な知見や、その知見を実際の看護現場で活用してきた看護学校教員との「対話」によって身につく技術だと考えられます（図9-1）[*1]。

以上のように、同じマニュアルを使用して、同じ看護技術を学ぶ授業であったとしても、**「対話」をどのように生み出すかという点では大きく異なる授業が展開されます**。もちろん、どちらの授業が良いかという点は、授業のねらいや学生の実態などと関係するので、断定することはできません。技術演習の最初は、「指導モデル（1）」のように、「マニュアルどおりに実施する」ということを主眼にした授業を行うことも必要であるかもしれません。

●「型」を学び、「型」を崩す

しかし、技術の「型」をある程度習得できるようになったら、「指導モデル（2）」のほうが「対話」をたくさんつくり出すことができます。こうした「対話」のなかには、「型（マニュアル）どおりに行ってもうまくいかない場面」を授業者が意図的に示して、学生どうしで考えさせることも必要でしょう。

このように、「技術」の習得というものは、「型」を習得し、いずれその「型」を

[*1] このように考えると、一人で沈思黙考するアクティブ・ラーニングというものも成立します。また、アクティブ・ラーニングでは、教師がたくさん説明する授業が批判的に論じられることがありますが、教師の話が「教授」や「解説」ではなく、「学生の意見に対する応答（対話）」となるように教員が授業中に語ることはむしろ必要なことだといえます。

図9-1：技術演習における「対話」の成立

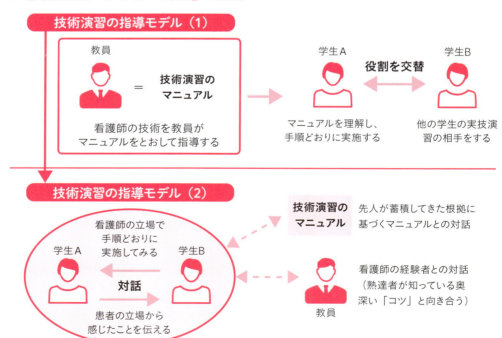

崩すプロセスが必要です。そのため、「マニュアルに示されている方法と、自分の
やり方は何が違うのか」ということを考える過程で、「うまくできている人（教員の
技術も含めて）と自分は何が違うのか」という対話的な視点で自己を見つめ、修正
していくことが必要です。

こうした学びが成立するためには、「有用性」という価値を超えて、**共鳴、共
振、共感、交感」をもとにした「関係性」のなかに他者を位置づける**ことが重要
であると考えられています[3]。そして、こうした学習のなかでは、**教える側が足場
をかけながら協働空間を生み出しているときに、学習者の学びが最大化する**と
考えられています[4]。

このように、アクティブ・ラーニングでは、「他者に向かって話す」のではなく、
「他者と共に話す」ことが求められます。そのため、技術演習において、たとえ車
いすの移乗を「する人」と「される人」に分かれていたとしても、**両者がそれぞれの
「思い」を語り合い、両者の「思い」を重ね合うなかで、初めて技術を深く学ぶ
こと（実感やコツ）ができる**のだと考えます。

3　「回り道」の思考・判断を促すアクティブ・ラーニング

もちろん、「指導モデル（2）」のような形式で進められている技術演習であった
としても、「マニュアルからはずれてはいけない」という指導（教室の雰囲気）のも
とであれば、「マニュアルとの対話」は生まれません。こうしたことからも、アクティ
ブ・ラーニングは「指導方法論」ではなく、**指導者の指導観の転換である**と考える
ことが必要です。

こうした学習のなかでは、「コツ」を伝えるべく学生と対話的にかかわらなけれ
ばならないと考える教員が、いつのまにか「～のようにするのよ！」と教授的に、あ
るいは解説的にかかわっていることもあります。こうした指導にならないようにす
るために、授業者は、教材を「セカイ」としてとらえ、**「教える」のではなく「問う」
ことを基本にして授業を展開していかなければならない**ことを述べてきました。
ここでは、そうした教材（「セカイ」）のなかで、どのように授業を展開すれば学生
が思考を深める対話が生まれるのかという点についてみていきたいと思います。

● 教えたいことを直接的に教えない

図9-1に示した2つの指導モデルの違いは、**「直線的な思考」**と**「回り道をする
思考」**というように、区別してとらえることができます（**図9-2**）。すなわち、授業者
が「教えたいこと」をマニュアルに体現したうえで、指導者の経験を伝達する形で
進められる「指導モデル（1）」は、間違うことが少なく、効率的に学ぶことができ

第9章　「対話」をとおして深く学ぶ―技術演習の指導方法―　77

る指導システムとなっています。そのため、多くの学生が短期間で、一定のスキルを習得することができます。

その一方で、マニュアルどおりにいかない状況に直面したときに、「そうした事態を想定して考える」ことをしてこなかった学生はとても混乱します。たとえば、「ベッドから車いすへの移乗」という技術でも、患者と看護師の身長差が大きいことや、自力で動ける力がそれなりにある患者で、どこまで一人で動いてもらうかなど、相手に応じて変化させなければならないことはたくさんあります。

こうした場合には、患者との関係性を踏まえて、その場、その状況のなかで思考し、判断することが求められるのですが、アクティブ・ラーニングでは、授業のなかで学生が不測の事態に直面したときにどうするかという点を「思考し、判断する学習」を授業の時間内に保障するというものです。これは、直線的に指導してしまえば済んでしまう内容であっても、「回り道」をして考え、判断する時間を設けるという授業を意図的に設計していることでもあります。

● 回り道の先に新たなつながりが生まれる

そして、回り道をする過程で、学生は様々な人と対話し、新しい「つながり」を形成することができるようになります。患者に対する配慮やケアなども、そもそもマニュアルを見て「こうすればできる」というものがあるのではなく、**マニュアルを超えた「人との関係性」を豊かに構築していく技術などは、アクティブ・ラーニング**

図9-2:「回り道」をして思考・判断する学習過程

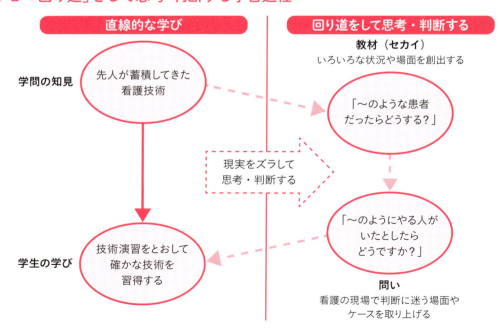

をとおして身につけられる「技術」の一つだと考えられます*2。

　以上のように、技術演習では、根拠に基づいたマニュアル（看護技術）どおりに実施するなかで、「患者」の特性や生活を踏まえてかかわることができる力を身につけていくことが求められます。こうした「技術」と「配慮」を統一することが看護の現場で活用できる実践力となるのだと考えます。

　この点について川嶋は、看護ケアというものを次のように述べています。すなわち、マニュアルや手順書を実施するなかでも「対象の個別性とケアの実施者の個別性」が関係し、「1回限り」のものであると指摘しています5)。つまり、**理想的な看護を思い描きながらも、その場や状況のなかでどのように対応するかという点を考える看護教育を展開することが、実践力につながる技術指導である**と考えます。

*2――広井は「ケア」とは、単に介護や看護、教育などで「ケアする者－ケアされる者」という二者関係としてとらえるだけでなく、「そうした1対1関係の『外』につなぐこと」も含まれると指摘しています。そして、ケアをこうして広くとらえることで、ケアされる人が最終的にコミュニティのなかで自立して生活できるようになると指摘しています6)。

【文献】
1) 中央教育審議会・初等中等教育分科会・教員養成部会専門職大学院ワーキンググループ（第15回）配付資料：2.カリキュラム設計に当たっての基本的な考え方[3－1　教職大学院におけるカリキュラムイメージについて（第二次試案）（案）]，2006.
http://www.mext.go.jp/b_menu/shingi/chukyo/chukyo3/023/siryo/attach/1380660.htm（最終アクセス：2019年4月18日）
2) 川島みどり監，看護技術スタンダードマニュアル作成委員会編：看護技術スタンダードマニュアル，メヂカルフレンド社，2006.
3) 田中智志：学びを支える活動へ；存在論の深みから，東信堂，2010，p.31-32.
4) 石黒広昭：実践としての文化；文化に対する社会歴史的アプローチ[石黒広昭，亀田達也編：文化と実践；心の本質的社会性を問う]，新曜社，2010，p.118.
5) 川嶋みどり：ケアと看護・統合医療；人間が人間をケアすることの意味[広井良典編著：ケアとは何だろうか；領域の壁を越えて]，ミネルヴァ書房，2013，p.234.
6) 広井良典：いま「ケア」を考えることの意味[広井良典編著：ケアとは何だろうか；領域の壁を越えて]，ミネルヴァ書房，2013，p.19.

第9章　「対話」をとおして深く学ぶ―技術演習の指導方法―

第IV部

リフレクションは「実践力」を高めるか?

第I部

第II部

第III部

第IV部

第V部

第IV部　リフレクションは「実践力」を高めるか？

第10章 アクティブ・ラーニングをとおして育てる「想像力」

1　経験するだけでは「コツ」は身につかない

　様々な分野で、基礎的な知識・技能ばかりでなく、実践力を育成することが求められる時代となりましたが、こうしたなかでアクティブ・ラーニングが注目されています。もともと「アクティブ」という言葉には「活動的」という意味が含まれていますので、アクティブ・ラーニングが実践力を育てる学習になるという点については、多くの人が理解していることでしょう。

　しかし、これまで本書を通じて指摘したとおり、「活動する」だけでは、深く考えたり、人にわかりやすく表現したりする力は身につきません。そうした実践力を支える能力の一つに**「想像力」**があります。

●採血時に判断すること

　たとえば、病院で高齢患者の採血を行う場面で、どちらの腕で採血するか、採血する静脈をうまく見つけられないときにはどうするかなど、看護師は実践場面で様々なことを考え、判断しています。特に高齢者の場合には、血行が悪く採血しにくい腕だったときにどうするかなど、その場の状況判断が求められることがあります。

　もともと看護学生などの初学者は、「静脈の走行が教科書通りではないことや、走行に個体差があることから、学生はどの静脈が静脈血採血に適しているか判断に迷い」が生じることが多いと指摘されています[1]。そして、そうした「静脈の選択の迷い」から、「患者を不安にさせて」しまうこともあると指摘されています[2]。このような学生や新人看護師などでは、繰り返し練習することが大切なのはもちろんのことですが、そうした練習のなかで**指導者は採血の「コツ」**を教えることができないでしょうか。

　筆者は、病院に勤務する看護師の研修で、こうした患者への採血の「コツ」について話し合ってもらったことがあります。そのときに、中堅層の看護師は「腋窩に温めたタオルを当てて、腕全体の血流を良くしてから採血したことがある」と話していました。

82　第IV部　リフレクションは「実践力」を高めるか？

● 「コツ」はどのようにして身につくのか?

こうした「コツ」は、ある程度、現場で経験を蓄積しなければわからないことかもしれません。ただし、経験年数が長くても、気がつかない人もいます。そのため、1人の経験(それにもとづく「想像力」)では、「コツ」にたどり着くまでにかなり長い年月が過ぎてしまう人もいるので、「教育」においては数々の経験をしている先輩看護師から学ぶことが必要となります。

そもそも**「教科書」**というものは、知識が羅列されているものなのではなく、本来、**こうした「コツ」に気がつくのに必要な情報が体系化されている**ものであるととらえるべきです。一方、授業で採用している教科書が、そうした「コツ」に気づく視点がわかりにくい場合には、**授業者が「看護師の先輩の1人」として「コツ」をつかめるように指導すること**が必要となります。

2 集団のなかで育つ「想像力」

このように考えると、アクティブ・ラーニングでは、マニュアルどおりに実施してみようという「行動」を引き出すことが重要なのではなく、**「このままの状態ではどのように行動したらよいかわからない」という状況のなかで、模索しながら、みんなで考え、実践していくことが想像力を働かせる学び**となります。

● 安心できる声かけと不安になる声かけ

たとえば、高齢患者の採血がうまくいかないでいるときに、患者がとても不安そうな顔をしていたら、どんな言葉をかけるとよいでしょうか。「痛くしないようにちゃんとやりますから」とストレートに伝えてしまったら、患者は「やはりうまくできていないんだ」と受け取り、もっと不安になるかもしれません。

このように**相手の気持ちを「推察」したり、周囲の環境・状況を「読む」なかで実践したりする能力**は、座学(講義を聴講する)だけでは身につきません。アクティブ・ラーニングにおいて、採血の手順に沿って(まねでもよいので)実践的に学ぶなかで身につけていくべき能力であるといえるでしょう。そしてこうした能力は、**「見えないこと(明示されないこと)」**[*1]を想像する力でもあります。

当然のことですが、この想像力は物を見たときに頭のなかに浮かぶ映像というような意味ではなく、「流れ」とか、「文脈」を読むといったようなところで用いる想像力です。

具体的には、「相手の表情などをよく見て、考えなさい」と指導したときに、学生は相手の表情以外にどのようなところに着目すればよいでしょうか。一般的には、声(イントネーション)や姿勢(身体の傾き)などによっても相手の気持ちを推

[*1]——「見えないこと」と記述したのは比喩的な表現です。実際には、表情やイントネーションなどで「気持ち」を推察することはできますし、人や物の位置関係などに注目すれば、人間関係やコミュニケーションも分析的に把握することはできます。

第10章 アクティブ・ラーニングをとおして育てる「想像力」 83

察することができるときがあります。看護師であれば、もっと違うところを観察して、その場の状況を読み解いているかもしれません（こうした把握のしかたは「わざ」の一つです）。

● 「コツ」を身につける集団での学び

このとき、「相手のどこをどのように見たらよいのかがわからない」という学生に対して、「目を見てごらん」「何と言っていた？」というように、行動的に拾い上げられることだけに注目させたのでは「想像力」は広がりません。そうした指導しか受けてこなかった学生は、「目を見る」「発言を漏らさず聞く」ということにしか着眼できず、それ以上の想像力へと発展していきません。

そのため、アクティブ・ラーニングでは**集団での学び合い**が重視されます。**一人では気がつかなかった視点が、共同的な学びのなかでは自然と着眼できるようになります**。それでは、共同的に学ぶアクティブ・ラーニングでは、どのように「想像力」が育つのでしょうか。

たとえば、採血の手順を1人で学ぶのではなく、2人の学生が交互に行うという技術演習をしたとします（図10-1）。針を刺す前までの手順を学ぶというだけでも、学生どうしで話し合いながら進めると、いろいろなことを考えるようになります。たとえば、学生Aは、患者に安心してもらおうと思って「痛くないように針を刺しますね」と言いながら採血をしようとしたとします。

しかし、これを聞いた学生Bは、「その言い方だと、逆に自信がないように聞

図10-1：活動の言語化と共同的な学び

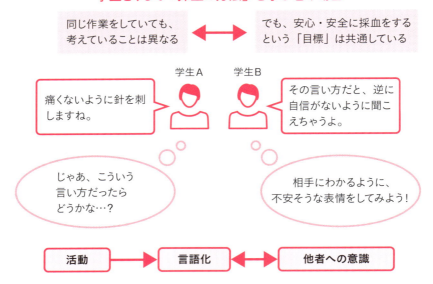

こえちゃうよ」と感想を述べたとします。その言葉を受けて学生Aは、患者の気持ちを最大限に想像し、どのような言い方がよいかを深く思考するようになります。同様に、患者役の学生もこういうことを言われたら患者はとても不安になるから、そうした表情をつくって相手にアピールしたら気がつくかどうかを試してみたということも考えられます。

●活動をとおして内言語を豊かにする

このように「**他者との対話**（会話ではない）」**によって、想像力が書き換えられ、いずれそれが「自己内の対話」へと発展していく**ことがアクティブ・ラーニングの学習の特徴です[*2]。つまり、活動（採血を学ぶペア）のなかで道具を操作し、また、他者から指摘を受け、思考が働き、言語が活性化していきます。

この点を踏まえると、たとえ「採血をする」といった看護技術を指導するときも、**学生の内言語を豊かにするように進めていくこと**がアクティブ・ラーニングでは重要です。すなわち、実際に相手の手を取り、採血の手順どおりに進めていくなかで、腕を貸してくれている他者（目の前にいる同級生）のことを想像する力が育ってくると考えます。

[*2]——ヴィゴツキーの理論では、内言語は外言語が内面化したものであると考えられています（**文献3**などを参照）。

3　話し言葉から書き言葉への発達

このとき、「話し合い」には「ただのおしゃべり」と、深く学び合っている対話とがあり、両者をある程度、区別しておく必要があります。

たとえば、話し合うことで、深く学んでいる学生は自然とメモを取っていたりするでしょう[*3]。逆に単なる「おしゃべり」の場合は、終わった後に内容を保存しておこうという気持ちにはなりにくく、こうした話は数日のうちに忘却していきます。もちろん、何気ないおしゃべりをしているときに、「メモを取る」必要はありません。

つまり、**話し言葉のなかで明確に意識できたこと（随意的なもの）は、言語化でき、それを書き留められる**ということです。これが、アクティブ・ラーニングにおいて「振り返り（リフレクション）」が重要であると指摘される理由です[*4]。

[*3]——最近は、「メモを取る」という学習方法を身につけていない学生もいるので、入学当初は「大切だと思ったことは、メモを取りなさい」という具体的な指導が必要な場合もあります。

[*4]——理論と実践を往還するリフレクションの方法については、第11章に詳述しました。

●リフレクションさせるときの留意点

話を高齢患者の採血に苦労している看護師の技術習得の過程に戻して考えてみましょう。採血の手順だけ理解し、記憶していても、実際の現場ではうまくいかないことが多いと考えます。このとき、「再度、教科書をよく見直しなさい」という指導ではなく、どうしたらうまくいくのか**「友達と話し合ってみる」**ことや、**「患者の思いを想像してごらん」というようにリフレクションする**ことがアクティブ・ラー

ニングです（図10-2）。

　以上のようなリフレクションが学生の技術指導に影響を与えるのだとしたら、まず、看護の実践現場をリアルに想像できる場面を設定することが重要となります[*5]。そうでなければ、単に言葉で言いわけをしていることと同じであり、学んだことは「砂上の楼閣」のようにすぐに崩れ落ちます[*6]。

　そのため、採血の手続きを守りながら、痛くないように、この後の生活に支障が出ないようにと、**徹底して看護対象者の「思い」に目を向けることが求められます**。こうした「想像力」を鍛えることで、最終的には看護教育において普遍的なテーマである「安全・安楽・自立につながる看護とは？」という点について深く学ぶことができるのだと考えます。

　このように、リフレクションとは「過去の事実を思い出すこと」ではなく、様々な状況のなかでも思考し続けることができる「想像力」を育てるために重要です。

4　見えないものを想像する力を育てる授業

　これまで述べてきたような、患者とのやりとりがある技術を習得する場合には、学生の「想像力」が重要であるということは容易に想像できます。しかし、筆者は**解剖生理学的な知見を学ぶ場合でも同様だ**と考えています。たとえば、筆者が参観した系統別フィジカルアセスメントの「呼吸器系」について取り上げた授業では、「解剖学、生理学の知識を踏まえフィジカルイグザミネーションができる」

[*5] この点について、中村はヴィゴツキーの「想像の発達」について論究するなかで、想像とは「イメージの自由な構成」であり、こうした力を育てるには「概念的思考の発達が不可欠である」と指摘しています4)。もちろん、自由なイメージの構成ができる概念（言語）が独り歩きすることもあり、そうならないように現実（経験）と結びつけることが必要です。

[*6] ヴィゴツキーは子どもに「生き生きとした表象を呼び起こしたいと思うなら、私たちはその表象を構成し得るあらゆる要素を、生徒の現実の経験の中に見出さねばなりません」と述べています。そうでなければ、単に諸要素を結びつけただけの認識となり、「砂上の楼閣を築く危険を冒すことになる」と考えています。詳しくは、**文献5**を参照。

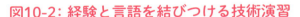

図10-2: 経験と言語を結びつける技術演習

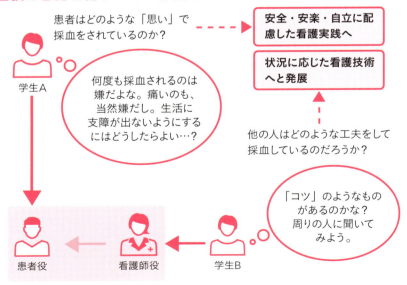

採血の場面

ことを目標にして授業が行われていました。

　この授業では、「呼吸のメカニズム」について、解剖生理学などでこれまで学習した内容を確認したうえで、呼吸音の正常と正常逸脱について学び、最終的には聴診器を実際に当てて呼吸音を聞いて、「肺聴診の方法」を学んでいました。この授業を担当した教員は、学生は実際に聴診器を自分や同級生の身体に当てて呼吸音を聞いてみるということにはとても強い関心を示す一方で、「呼吸音が聞こえたら、それで学んだように感じてしまう」ことがこの授業の課題だと述べていました。

　これは、「呼吸のメカニズム」というものが目に見えないものなので、聴診器を胸に当てて「呼吸音を聞く」学習については、「音が聞こえた」という以上の理解が難しいからだと考えます。そこで、授業者は図10-3の**「解剖学的な理解」**と**「臨床的な理解」を重ね合わせて想像できる**ように指導しようと考えました。

● 理論と臨床をつなぐ授業の展開

　具体的には、この授業では、テキストに示されているこうした図や写真を確認

図10-3: 肺聴診の学習をとおして理解する内容

解剖学的な理解

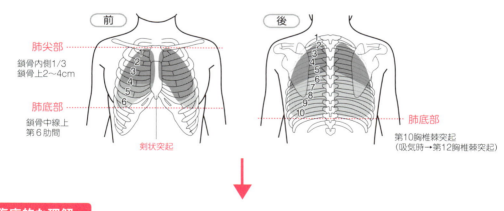

臨床的な理解

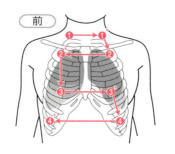
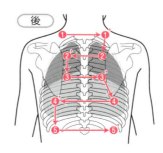

第10章　アクティブ・ラーニングをとおして育てる「想像力」　　87

するだけでなく、一般成人の平均的な肺の大きさを透明シートに書き記したものをコピーして学生に配布していました。すると、自分の身体に合わせて、どこに肺やその周辺の骨格があるのかを確かめながら肺聴診を行っている学生がたくさんいました。また、「第2肋間のあたりに聴診器を当ててみて」という指示を教員が出したときには、配布された骨格のシートを使って、まず場所を確認したうえで、自分の身体に聴診器を当てる姿も見られました。

このほかに、この授業では、学生が呼吸音を具体的にイメージできるようにストローを使って音を出したり、そこに粘土を詰めて気流の乱れを再現して、その音を確認したりするような授業を展開していました（表10-1）。また、参考書の付録CD-Rの呼吸音や、モデル人形なども使用していて、五感を使った学習を充実させていました。

●「身体」をとおして理解する

以上のような**「身体」をフルに活用した授業づくり**のポイントを指摘するとしたら、肺に聴診器を当てて呼吸音を聞けば、呼吸のメカニズムを想像できるわけではないということです。そうではなく、見えない身体内部を想像できるように、テキストをみんなで確認し合い、解剖学的な身体の特徴を再認識するなかで聴診器を当てて肺の音を聞いてみるといったアクティブ・ラーニングが必要だと考えます。

そして、こうした学びこそ、身体知へ結びつき、想像力へと結びついていくのだと筆者は考えています[7]。

このように、アクティブ・ラーニングでは、**とてもあいまいで、つかみどころのない（根拠を示すことが難しい）ものを身体を通じて感じ、理解していく**ことがとても重要となります[8]。これは、「知的直観」や「身体感覚」とよばれるものです

*7――肺聴診を取り上げているテキストにおいても、目に見えない解剖学的な内容と、具体的に聞こえる音や目に見える身体の部位を同時に理解できるように、呼吸のしくみと聴診の方法が解説されています6)。

*8――佐藤はヴィゴツキーやメルロ・ポンティの理論を引用しながら、「身体は相互了解の拠りどころとなっている」ことや、「人間のことばによる表現の根源にあるものは何か、それは身体であり、声であり、身振りが相互の理解の始まりである」と指摘しています7)。

表10-1：ストローを利用した呼吸音の学習

> **正常呼吸音**
> ①太い気管を空気が通る音＝気管呼吸音
> 　太いストロー（パイプ）に息を吹き込んだときに出る低調性の音を聞く
> ②分岐した細い気管支を空気が通る音＝気管支肺胞呼吸音
> 　細いストロー（パイプ）に息を吹き込んだときに出る高調性の音を聞く
>
> **副雑音**
> ①低調性連続性副雑音＝いびき音
> 　太いストロー内に少しの粘土を詰めて、太い気管支内の痰の貯留した音を聞く
> ②高調性連続性副雑音＝笛音
> 　細いストロー内に少しの粘土を詰めて、細い気管支内の痰の貯留した音を聞く

＊研究授業当日に配布された資料を筆者が一部改変して掲載

が、常に変化する状況のなかで「考え、判断する」ことは、そもそもあいまいで、つかみどころのないものですので、「身体・感覚」を通じた学びが豊かな想像力の基礎となるのだと考えます。

【文献】

1) 神成陽子，他:初学者に対する静脈血採血の教育方法，旭川医科大学研究フォーラム，13．2012．P107.

2) 前掲書1)，p.110.

3) 柴田義松:教科教育論〈柴田義松教育著作集4〉，学文社，2010，p.65.

4) 中村和夫:ヴィゴーツキーに学ぶ;子どもの想像と人格の発達，福村出版，2010.

5) ヴィゴツキー著，柴田義松，宮坂琇子訳:ヴィゴツキー　教育心理学講義，新読書社，2005.

6) 岩田みどり:バイタルサイン[森　美智子，他編:基礎看護I〈看護学入門6〉]，メヂカルフレンド社，2018，p.213-222.

7) 佐藤公治:生成の行為論[無藤隆，麻生武編:育ちと学びの生成〈質的心理学講座①〉]，東京大学出版会，2008，p.178.

第IV部 リフレクションは「実践力」を高めるか？

理論と実践を往還するリフレクション

1 「理論と実践の往還」が注目される理由

　アクティブ・ラーニングが議論されるようになる時期と同じくして、リフレクションの重要性についても言及されることが多くなりました。これは、第9章で論じたように、経験を言語化することで他者とコミュニケーションをとることができるようになるという理由からです。他方では、リフレクションするなかで言語化されたことは、その後の思考力や価値観の形成に寄与し、最終的には自己の行動を規定していくと考えられているからでもあります。

●リフレクションの視点をもつ

　もちろん、リフレクションは、学生（実践者）が体験してきたことをすべて反映できるわけではありませんので、実践を切り取って考えるための視点が必要です。そもそも、そうした視点というものは、思いつきであってはいけませんので、体系的に学んできた理論と結合するようにリフレクションしなければ深い学びにはなりません。このため、アクティブ・ラーニングの実践では「理論と実践の往還」を実現するために、リフレクションがとても重要であると考えられています。

　本章では、この点について詳しく見ていきたいと思います。看護学校の教育課程は、卒業時に看護師として働くことができるように体系化されていますが、理論科目で知識・技能を習得し、それを実習で応用してみるといった単純な図式で教育課程をとらえるのでは不十分です。

　そうではなく、看護学校での学びをとおして実践力を身につけるためには、講義科目などを中心に理論を学んだうえで、技術に関する演習などで実際にやってみることや、ケースカンファレンスをとおして患者の看護過程をイメージできるように、実践を想像する力へと発展させていくことが求められます。また、実習に関しても、実際に看護したことを振り返るときに、それまで学んだ理論と結びつけ、実践の意味を体得できるようにしていくことが求められています。

●「科目」を配列するだけでは不十分

　このように、理論と実践が常に関連し合って、相互に影響を与え合うような学びの過程を生み出すことが、アクティブ・ラーニングでは求められています。

これは、「基礎科目」から「専門科目」へといった大まかな流れを維持しつつも、「基礎」⇒「専門」⇒「実習」といった**単線的な教育課程編成では実践力を育てることはできない**ということを意味しています。たとえば、専門科目を深化させていく過程で、専門分野の実習と演習科目を同時期に展開するなど、理論的に学ぶ科目と実践的に学ぶ科目とが往還するように教育課程を編成することが重要であると考えます（図11-1）。

　つまり、教育課程に実習と理論科目が立てられていれば、それで往還できるわけではありません。看護教育では、非常勤の医師が理論的に講義したうえで、看護師経験のある看護学校教員が看護技術を指導するというように、いわゆる「オムニバス」形式で授業を展開することがありますが、単に交互に授業をするというだけでは理論と実践が往還するものではありません。

2　理論と実践の往還に求められるカリキュラム・マネジメント

　それでは、理論と実践を融合させるリフレクションの方法についてみていきたいと思います。

　リフレクション（省察）をとおして、理論と実践を往還させ、実践力を高めていこうとする人材養成モデルは、D.ショーンの**「行為の中の省察」**が理論的根拠となっています[1]。日本においても、多くの分野でD.ショーンの考え方が取り入れら

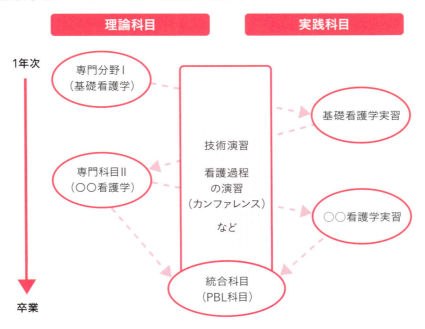

図11-1：看護学校における理論と実践の往還

● 振り返れば認識が変化するわけではない

　D. ショーンの理論の特徴は「実践者の知は行為の外にあるのではなく、その中において機能している」ものであり、「あるタイミングで振り返ったり」することや、「行為の最中に考え自らの行為を調整したりする」ことであると指摘されています[2]。これは、**「行為（あるいは実践）」と「枠組みの再構成（あるいは行為の理論化）」は別々のところで行われるのではなく、一体化した営みのなかで行われなければならない**ということを意味しています。

　しかし、実際の学生指導で行われている「省察」は、こうした視点を十分に含んだものとなっているのでしょうか。具体的には、**「事前の設計」の段階で十分な視点が与えられずに実践をして、それを「事後の振り返り（行為についての省察）」で見つめているだけになっていないかという懸念**です[*1]。これは、とにかく省察さえすれば「枠組みの再構成」（reflaming）が与えられる（所与のもの）と考えられていることに要因があると考えます[3]。すなわち、リフレクション（省察）は行為と一体化していなければならないものです。端的に述べると、理論科目と実践科目が立てられていれば自然と両者が往還するのではなく、それらを結合する視点（あるいは理論的枠組み）が必要です。

● 理論と実践を往還した授業

　それでは、どのような授業が理論と実践の往還になるのでしょうか。筆者が所属する大学院（教育学研究科）では、**表11-1**のような授業が展開されています。

　これらの授業は大学院生を対象としたものですので、実践や省察で求められる内容はとても高度なものとなっています。そのため、この内容をそのまま学部学生や専門学校生に実施できるわけではありません。

　ただし、理論と実践を別々に学ばせて、それを結合するという形ではなく、両者を一体化して指導していくということの意義は学部学生や専門学校生に対しても同様です。そのため、**表11-1**に記した融合的科目を参考にして、当該学問の初学者に対して、どのようにすれば指導していくことができるかについて検討することはできると考えます。

3　看護教育で理論と実践を往還させるには

　筆者はこれまでいくつかの看護学校を訪問し、その学校で行われた研究授業に参加してきました。そのなかで、理論と実践を一体化して指導しようと試みた

*1――この点については岡村も同様に指摘しています。岡村は、D.A.ショーンの「行為における反省reflection-in-action」は、「これから取る行為を考えること（思考）」ばかりでなく、「今・ここの状況や対象に対する実践者の在り方（反照）」ということも含まれており、「極めて文脈依存的な概念である」ということを示しています[7]。

授業を参観したことがあります。たとえば、保健師の資格を取得するコースの学生が新生児訪問について学ぶ授業で**図11-2**のようなロールプレイを実施していました（授業の詳細は、**文献5**をもとに執筆しています）。

　筆者が実際にこの授業に参加したときには、授業の最後に感想を述べ合う場面で、「ロールプレイだとわかっていても、玄関に入るときにはやはり緊張した」という趣旨の発言をしている学生がいました。こうしたことからも、実践力を身につけるためのアクティブ・ラーニングとしてロールプレイを取り入れることは有効であると考えます[*2]。

●ロールプレイは「実践」か？

　ただし、こうしたロールプレイを「実践」と位置づけてよいのかどうかについては、検討の余地があると思われます。なぜなら、演じるのはあくまでも学生であるので、授業者が用意したシナリオどおりにロールプレイを進めてしまうことが多くなるからです。また、授業の意図や趣旨に沿った会話になってしまうことも予想され、不測の事態が随時発生する「実践」とは異なるからです[*3]。

　たとえば、保健師養成のテキストでは、乳児のいる家庭を訪問した際には子どもの発育状況を把握するだけでなく、母親の出産後の身体の回復状況を把握することも必要であると書かれています。また、身体面ばかりでなく、産後の外出

[*2]——当然のことながら、ロールプレイをとおして実践力を身につける場合には、学生が恥ずかしがらずに、リアルに演じ合えるかどうかが重要となります。

[*3]——この授業では、現場で保健師がよく尋ねられる項目を父親役・母親役にだけ渡しておき、保健師がそれまでの知識や情報で応答するという場面を設けて、リアリティを確保しようとしていました。

表11-1: 大学院生が参加した理論と実践の融合的科目の概要

	ケースカンファレンス演習	アセスメント演習
テーマ	幼児教育施設でのインターンシップとケースカンファレンスへの参加	知的障害児を対象とした心理アセスメントの実施およびアセスメントレポートの作成
授業概要	●(講義)幼児期の特徴と気になる子どもの実態把握の方法（大学: 4時間） ●幼児教育施設におけるインターンシップ－幼児との交流企画の実践を含む（幼稚園: 12時間） ●幼児教育施設でのケースカンファレンスの参加（幼稚園: 4時間） ●気になる子どものケース資料の作成（大学: 6時間） ●気になる子どものケース検討－ディスカッション（大学: 4時間）	●対象児の実態把握（大学: 4時間、特別支援学校: 2時間） ●心理検査の事前練習（大学: 4時間） ●心理検査の実施（特別支援学校: 4時間） ●心理検査結果の分析および解釈、支援指針の検討（大学: 10時間） ●アセスメントレポート作成のためのグループ別指導（大学: 6時間）
備考	●インターンシップの前に大学院生が独自に集まり交流企画の打ち合わせや準備などを数時間行っている。 ●インターンシップのなかで、保育士などと気になる子どもの普段の様子について情報交換をする時間を設けてもらっている。	●実施する心理検査の理論的背景や実施方法についての講義は前期の授業で学んでいる。 ●対象児の実態把握では、対象児の授業参観や担任へのインタビューを実施している。

*表内に記載された時間は、単位時間であり、1単位時間（90分）を2時間と記している。詳しくは、**文献4**を参照。

状況や地域住民とのかかわりなどの「対人対応傾向」についてもみることが必要であると書かれています[6]。こうした多面的な対応が求められる保健師の育成には、**単にシナリオどおりに働きかけができたかどうかという点だけでは不十分**です。

そのため、学生が知らない協力者に模擬保護者として授業に参加してもらい、「実際の子育てを経験した人から、自分の体験をもとにした質問をしてもらう」などの設定ができれば、より「実践」に近づいた学びとなると考えます。一方で、こうしたシミュレーション（授業者が書いたシナリオ）だから学べることもあります。たとえば、ネグレクトの保護者を演じてもらって、そうした保護者への対応をいろいろと試してみることなどは、実習では経験できないことだと考えます。

このように、**実践場面を再現してロールプレイをする演習などは、設定のしかたを工夫すると、実践力につながるディープ・アクティブ・ラーニングになる**と考えます。

4 「理論」はどのようにすれば実践と結びつくのか？

こうした演習で留意しなければならないことは、「保護者にどのような話をすればよいか」という「対応の方法」を学ぶだけで終了しないことです。こうした学習にならないようにするには、実践のなかに「理論」を位置づけて学ぶことができるよ

図11-2：新生児訪問のロールプレイの授業概要

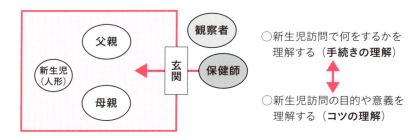

① 4人1組になり、「保健師役」「父親役」「母親役」「3人の様子を観察する人」に分かれる（新生児は人形）。
② 保健師役の学生が新生児訪問で確認すべき内容を保護者に尋ねる。
③ 「父親役」「母親役」の学生が保健師に子育てに関する不安や悩みを尋ねる。
④ 「観察者」として3人のやりとりを見ていた学生が感想を述べる。

うにアクティブ・ラーニングを展開することが必要です。

アクティブ・ラーニングでは、「教員から指導された理論をそのまま適用してみる」というものでは不十分です。むしろ、いくつかの理論のなかから自分で適切なものを選んで（思考・判断）、提案する（表現）ことが推奨されます。もちろん、看護学校の学生に活用させる「理論」というのは、当該分野の最先端の理論でなくてもよいでしょう。たとえば、看護師が日常的に使用しているアセスメント表を用いたり、テキストや教科書に一般的に示されている活動例を参考にするといった程度で十分です。大切なことは、これまで学んできたことと、直面している実践課題を重ね合わせて考える機会を与えることです。

●ロールプレイ前後の学習活動を再構成する

以上のような「理論と実践の往還」を意図した授業を看護学校で展開するとしたら、下の図のようになります（図11-3）。

すなわち、事前準備では、①教科書などを使って保健師が新生児訪問の際に行う職務内容についてまとめるだけでなく、②これまでに学んだ理論をもとに、新

図11-3: 新生児訪問の学習活動

事前準備

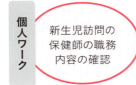
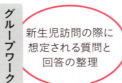
家庭訪問の意義や保護者をケアする視点の確認

実践的な体験

- 交互にロールプレイをして、それぞれの立場を経験する
- 観察者の学生が録画してリフレクションで活用する

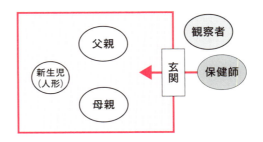

リフレクション・レポート作成

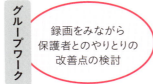
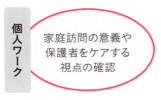

生児訪問のときに保護者から尋ねられる質問とそれに対する回答をグループで検討したり、③保健師が新生児のいる家庭を訪問するのはそもそもどういう意義があるのかという点や、保護者にどのような看護・ケアを提供するかをまとめたうえで、具体的な演習に移行します。

そして、具体的なロールプレイを実施したら、実践を録画したり、それをもとにグループでディスカッションする「リフレクション（振り返り）」をさせる学習も考えられます。このとき、理論と実践が往還するように、事前準備でまとめた理論的な整理を想起させ、「リフレクションの視点」を明確にすることが重要です。

こうした演習を経て、授業の最後に、学生に対して「新生児のいる家庭への訪問で保健師は、これまで学んだどのような内容を活用することができると考えるか」というテーマでレポートを課し、まとめを書かせるなどすれば、理論と実践の往還がどのくらい達成できたかを評価できると考えます。

●複数の科目を融合し、実践力を高める

以上のような授業展開は、1コマ（90分）の授業で完結できるものではないことは明白です。そのため、数回にわたる授業のまとまり＝単元を綿密に計画することが必要になります。また、ここで示したような演習の対象は、看護理論をある程度学習した学生であることが求められます。そのため、この演習課題を考えるためには、関連する科目が様々にあり、複数の科目を統合的に考えることを許容する授業であるべきでしょう。

このように、アクティブ・ラーニングは、これまで学んだいくつかの科目（理論）や、実習経験を想起しながら、教室内でロールプレイなどをとおして統合的に学ぶことだといえます。筆者は、こうした様々な科目が融合し、理論が統合されていくような実践（演習）を展開していくことが、真の意味での「理論と実践の往還」であると考えます。

【文献】
1) ドナルド・A. ショーン著, 柳沢昌一, 三輪建二監訳:省察的実践とは何か;プロフェッショナルの行為と思考, 鳳書房, 2007. (原著 Schon, D :The Reflective Practitioner ;How Professionals Think in Action, Basic Books, 1983.)

2) 石井英真:教員養成の高度化と教師の専門職像の再検討, 日本教師教育学会年報, 23:21, 2014.

3) 前掲書2), p.22.

4) 新井英靖, 細川美由紀:特別支援教育における若手教師の実践力育成方法に関する検討;実践的科目を受講した大学院生の授業評価アンケートから, 茨城大学教育実践研究, 37:169-180, 2018.

5) 新井英靖, 他編著:考える看護学生を育む授業づくり;意欲と主体性を引き出す指導方法, メヂカルフレンド社, 2013, p.49.

6) 田村須賀子:家庭訪問[村嶋幸代編:公衆衛生看護支援技術〈最新保健学講座2〉], メヂカルフレンド社, 2015, p.64.

7) 岡村美由規:D.A.ショーンのreflection-in-action概念の再検討;実践についての認識論に注目して, 日本教師教育学会年報, 26:64-73, 2017.

第IV部　リフレクションは「実践力」を高めるか？

第12章 「実践知」の習得とリフレクション

1 省察的実践家に備わっている「実践知」

アクティブ・ラーニングが議論されてきた経緯のなかで、見過ごすことのできない理論がいくつかあります。その代表例が**「実践知」**とよばれるものです。

この「知」は、**「行為と切り離しがたい、かつ倫理的価値的な面も併せもつ知」**のことであり、「看護師や学校教師の発達と力量形成の分野においても援用・発展されて」きたと指摘されています。また、こうした「知」は、「『省察的実践家』が有するエキスパートの知」とされ、技術的実践と省察的実践を同時に行うことで身につくものであり、そのためには「自律性や自己決定性を前提とする学習活動」を展開していくことが必要であると考えられています[1]。

こうしたエキスパートの知は、その分野の先人たちが残してきた智恵を集積するなかで確立したものですので、初学者であれば一とおりまねしてやってみるということも大切です。「まなぶ」の語源は「まねる」であるといわれていますが[2]、そのように考えれば、技術習得にあたっては、まず、手順や手続きを習得する（＝まねる）ことも必要でしょう。

しかし、こうした一般化された手順や手続きでは対応できない問題も「現場」には多くあります。そうした状況に対応することができる「専門性」を有する人たちは、単なる手順や手続きの習得では済まされない現場をたくさん経験してきました。むしろ、手順や手続きには書かれていないことに対応できる思考力を有していなければ、「実践知」は発展していかないと考えられます。

●実践のなかにいて省察する

近年の教育学では、こうした「実践知」を身につけるためには、「省察（リフレクション）」が重要であると考えられていますが、ここでいう省察とは、実践から離れた場所（ポジション）から鳥瞰するような省察ではありません。そうではなく、**実践のそのただなかで瞬時に判断しながら、あるときそこから少し離れてその状況のなかにいる自分を客観視する省察**が必要です[*1]。

ただし、こうした「知」を身につけていくためには、解決不能なケースや未知の状況のなかで諸問題に向き合うことが大切です。そのため、授業においては、ある状況を設定するとともに、学習者に「わからなさ感」を得させることが重要であ

*1——こうした省察をとおして、「記号化された『知』」（理論）と「身体的な『知』」の関係づけが行われるのですが、走井はこれらをつなぐものは「かまえ」とか「身体技法」であると指摘しています[7]。

り、「あることがらへの徹底した問いかけと検討」が必要であると指摘しています[3]。

本章では、こうした視点から、アクティブ・ラーニングの実践を考えてみたいと思います。

2 「省察的実践家」の技術習得過程

従来の教育実践では、「マニュアルの習得」の上に「発展的技術の習得」があり、それを順序よく習得できるように教育課程を編成してきました。しかし、e-ラーニングの普及などもあり、単純な技術マニュアルの習得であれば、いわゆる「学校」とよばれるところでなくてもできる時代となり、学校では学習者が実践現場で直面する状況のなかで学ぶことに主眼がおかれるようになってきました。

このとき、「マニュアルどおりにやればよい」というような、「教授」が前面に出る学びではなく、**「未知なる状況のなかでどうするか？」を考える学習過程を創り出し、「自律的／自己決定的に学ぶ」ことができるように授業を展開する**ことが必要です（図12-1）。

●楽しい遊び場を安全に作る

たとえば、幼児に安全な遊び場となるように考えて、準備し、遊び場を運営し

図12-1：技術習得過程の新旧モデル

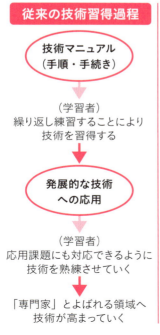

第12章 「実践知」の習得とリフレクション　99

なさいと指示をしたところ、「輪投げ」や「ボウリング」などの遊び場を作ることを学生たちが発案したとします。

こうした遊び場を作る企画のなかで、学生にどこまで「自律的／自己決定的」に考えさせることができるかという点がアクティブ・ラーニングでは問われます。すなわち、実際に幼児保育を展開している施設（保育園など）で実践することを最終目標にするのだとしたら、幼児が楽しく遊べるように工夫しながらも、けがをしないように「安全であること」について最大限に配慮する必要があります。そのため、学生に任せきりにするわけにはいかなくなります。

特に、近年の学生はきょうだいが少なく、また、地域の空き地で遊んだ経験などが少なく、年齢の低い幼児の面倒を見ながら遊んだ経験（あるいは記憶）は少ないと推察されます。こうした学生にとっては、「安全に配慮して楽しい遊び場を作る」といった課題は、「未知なる状況を考える」ことになり、不安が増大します。

しかし、授業者が「小児看護では、子どもと遊べないと仕事にならない」ということを口癖のように話していたら、不安ななかでも「なんとかこの状況を打開しよう」と思うことでしょう。また、「わからないことは教科書○ページに書かれていることを参考にして考えてみて」とヒントを与えることも可能です。このように、**「技術マニュアル」と実践を結びつけていく**ことで、**具体的にチャレンジ**できるようになります。

3 「わからなさ」から「身体的実感」へ

未知なる状況を不安のなかでも打開しようとする気持ちを、教育学の分野では**「学びに向かう力」**とよんでいます。たとえば、幼児の遊び場を作る企画であれば、「せっかくやるんだから幼児たちに楽しんでもらいたいよね」という気持ちのなかで取り組んでいることが、未知なる状況を打開するための原動力となります。そうした気持ちを共有できる仲間と一緒に考え、活動するなかで、今まで自分が手を出してこなかった（どちらかというと苦手な）領域やスキルも獲得しようとするのだと考えます。

●学習者が自然と変化していく授業展開

このように、学生自身が変化していくことを意図した授業を展開することがアクティブ・ラーニングです。すなわち、アクティブ・ラーニングの理論では、こうした変化をもたらす学習活動には、**身体的実感が多く得られる活動が多い**と考えられています。これは、グループで単に対話することがアクティブ・ラーニングなのではなく、対象世界（文化）を共にしながら学習を進めていくことがアクティブ・ラーニ

ングだからです[4]。

　筆者が教育学部生に課している「知的障害児に対する遊び場づくり」の演習では、第1回の大学での講義の時間に、「子どもはおもしろくない遊び場にはまったく来てくれません」ということを伝えています（演習の詳細は図12-2）。もちろん、脅すような話だけして終わるのではなく、過去に先輩たちが作った遊び場やエピソードを紹介しながら、「どのような遊び場を作るか」を考えさせています。

　そして、こうしたグループ検討の後、遊び場にやってくる子どもたちの実態を観察するために学校現場を訪問します。このときには、どんな物に興味・関心があるのかという点を観察するとともに、身体の大きさや力の強さなど、**観察の視点を学生に伝えて、目いっぱいメモを取ってくる**ように指導しています。以上のように、大切だと実感できることがらに関して、徹底的に考え、話し合う学習を用意することで、実践知とよばれるものが身についてくるのだと考えます。

● **実践的に考えるなかで多くのことを学ぶ**

　筆者が担当している遊び場の企画をする演習の授業では、徹底して話し合わせたうえで、グループごとに遊び場の企画書を作成します。その後、この企画書を附属特別支援学校の教員に見せて、現場の先生方から指導を受ける機会を

図12-2：遊び場を企画・運営する授業の展開

「遊び場づくり」の演習の計画

1回目	遊びの原理と遊び場づくりのポイント グループ分け（楽しい遊びについてのディスカッション）	大学
2～3回目	子どもの遊びの実態把握	附属特別 支援学校
4～5回目	遊び場の企画書立案 必要な物品などの購入／借用希望を取りまとめる	大学
6～8回目	遊び場づくり演習I	附属特別 支援学校
9～11回目	遊び場づくり演習II	附属特別 支援学校
12～14回目	遊び場の設置と運営 （附属特別支援学校の夏祭り企画の一つとして）	附属特別 支援学校
15回目	遊び場づくりのリフレクション グループ反省、振り返りシート記入（提出）	大学

学生指導のポイント

遊び場づくりの「魅力」と「難しさ」を語る→楽しみであるとともに、気を抜かず参加する意識をもたせる

子どもの実態を観察しながら、安全に楽しく遊べる企画を考える→企画書を立案し、附属特別支援学校教員のチェックを受ける

実際に遊び場を制作する→子どもが興味をもつしかけや、遊びの動線、安全性を保つための強度などを話し合う

ほかのグループの様子なども含めて、どのような遊び場が人気だったかを感じ取り、振り返りの時間にレポートにまとめる

設けます。もちろん、大学教員である筆者も学生が考えた企画については意見を述べ、指導していますが、研究者の視点で「おもしろい」と感じた遊びが、必ずしも現場の先生には「良い」と映らないこともあり、学生は良い意味で混乱し、判断しなければならない場面が生まれています*2。

また、実際に遊び場を作る過程で、子どもの身長や力の強さなどを学生に伝え、遊びに使う道具などの大きさや強度などを調整させています。教育学部の学生も、看護学生が小児看護学で学んでいるような身体発達や手の操作性の発達などは、いわゆる「講義」のなかで学んでいます。しかし、頭のなかで理解できていても、**実際に遊び場を作り、子どもたちに遊んでもらわないと、こうした内容は「実感」として理解することはできないことが多い**のが現実です。このとき、現場で仕事をしている人から、とても身近な物を使って工夫していることを教えてもらえると、学生は自然と「へぇー」とか「なるほど」という言葉を発して、たくさん感心・感動します。

さらに、この企画は附属特別支援学校の夏祭りの一環として、子どもたちが遊びに来るスペースに出展するという形になっています。夏祭りの一環ですので、別の場では保護者が模擬店などを出し、一連のお祭りの一部に位置づけてもらっています。そのため、附属特別支援学校の児童生徒（知的障害児）ばかりではなく、幼児から小学生までのきょうだいや地域の子どもたちが遊びに来ます。そうしたなかで、知的障害児の遊び方と健常幼児や小学生の遊び方に違いがあることを実感し、改めて「発達段階」や「障害特性」について考える機会となっています。

●実践させてくれる現場を確保する

もちろん、ここまで本格的な演習ができるのは、専門的な学習をある程度続けてきた学生であることが前提となります。そして、実習先である附属特別支援学校の教員が、学生にこうした演習を経て実習に来てほしいという強い思いがあることも事実です。さらには、保護者の方々が、夏祭りで学生の作った遊び場があると、知的障害児でも楽しく過ごせる時間が増えてありがたいと思ってくださっていることも重要です。

こうした授業の趣旨を理解し、協力してもらえる実践現場（今回の例では茨城大学教育学部附属特別支援学校）があるということも実践知を育むアクティブ・ラーニングでは重要な条件です。このように、大学での演習と学校現場での観察や実践を交互に行う授業システムを**「デュアル・システム」***3とよびますが、**大学と実践現場を往復しながら、その過程で意図的に知識や技術（「コツ」や「わざ」）を伝授していく**ことがアクティブ・ラーニングの授業展開であると考えます。

*2——たとえば、「台車」を車に見立てて、自動車ごっこができるように企画したグループがありました。この企画は、筆者からみるととてもおもしろいと感じましたが、現場の教員からは、「知的障害児は台車に乗って遊んでしまうと、台車を『乗って遊ぶ道具』として認識してしまう可能性があるので、こうした遊び方は避けてほしい」と指摘されたことがあります。

*3——「デュアル・システム」とは、「二元的な場を行き来しながら学ぶシステム」のことをいいます。たとえば、職場で半日仕事をしたら、午後から大学などの教育機関で（資格を取るために）理論を学ぶといった就労支援の方法も「デュアル・システム」とよばれています。

4 従来の授業と「逆向き」にして授業を展開する

このように、学問の体系に即して授業内容が構成されるのではなく、実践現場の課題から授業を展開し、課題解決能力を育てていく授業を、**「逆向き設計」**とよびます（**文献5、6**などを参照）。筆者が実施している遊び場づくりの演習の授業は、筆者が大学に着任して以来、10年以上にわたって附属特別支援学校の先生方とどのような演習が実践力を身につけることができるのか（具体的には実習で学生が困らない力を身につけることができるか＝附属学校の先生が学生指導で苦労しないか）という点を話し合ってきた結果でもあります。

そうしたなかで行きついた先がデュアル・システムかつ逆向き設計で進められる遊び場づくりの演習の授業ということです。もちろん、すべての授業でこうした本格的な演習を展開することは難しいので、本章の最後に、教室内でできる「逆向き設計」のアクティブ・ラーニングの授業を紹介したいと思います。

●「遊びの意義」の授業を逆向きに設計する

ある看護学校の小児看護学概論の授業で、いろいろなおもちゃを箱から出して、まず遊んでみようという授業を参観しました。この授業は、学生には「小児の身体的・認知的な特徴を踏まえた看護」ができるようになってほしいという大きな目標のもと、「遊びの意義」を理解して、看護実践のなかに遊びを取り入れていくことの重要性を認識してほしいという思いでつくられていました。

しかし、「遊びの意義」を教員が解説するのではなく、まず身体的に遊びを体験することから授業をスタートさせていました。これは、従来の看護学校の授業が「理論⇒実践」という流れで進められてきたことを踏まえると、それを「逆向き」に設計しているといえます。学びの場である教室も、机を廊下に出し、教室の真ん中にブルーシートを敷いて、その上で遊び、その上で話し合うという授業で、机を取り払った授業でした（**図12-3**）。

この授業で、学生たちは、意外にもしらけることなく、懐かしいおもちゃを取り出して、めいめい気になったおもちゃで遊びはじめました。実は、**図12-3**のように、これらのおもちゃは、発達段階別に区別されていました。授業では、一定時間（この授業では20分弱）おもちゃで遊んだ後、「何歳くらいのおもちゃ・遊びであるか」「その発達段階のおもちゃ・遊びは何が楽しいのか」という点をグループで話し合いました。

●大人として子どものおもちゃの特徴を考える

この授業を参観していて筆者がとても興味深かったのは、乳児期のグループ

は10分くらいで「だいたい、遊び尽くしたかな」という雰囲気になっていた点です。これは、乳児期のおもちゃは感覚をとおして楽しむ物が多いので、大人である学生が遊んでもすぐに飽きてしまうのだと思われました。乳幼児はこうしたおもちゃで何度でも、時には何時間でも繰り返し楽しんでいることがありますが、こうした違いを意識させることで、発達段階の違いを実感できると考えました。

一方で、幼児期のおもちゃを見ていくと、友達と競い合うことやルールのある遊びが楽しいというように、発達段階によって遊びの特徴が異なることがわかります。こうして「発達段階」の違いを意識しながらも、どの発達段階の子どもにとっても遊びは楽しいもので、子どもにとっては不可欠なものであるという遊びの意義に気づいていくことができる授業となっていました。

また、この授業では、「まず、遊んでから考える」という授業設計のもとで、「なぜ、遊びが重要なのか？」というように、従来の授業づくりとは「逆向き」に設計し、実感をもってわかるというように授業が展開されていました。アクティブ・ラーニングでは、学びを深化させるために事例や活動を使って学ぶことが重要であるといわれていますが、そうした学びの根底では、実感をもってわかる学習過程（今回の授業では、夢中になっておもちゃで遊ぶこと）を創り出していくことが重要であ

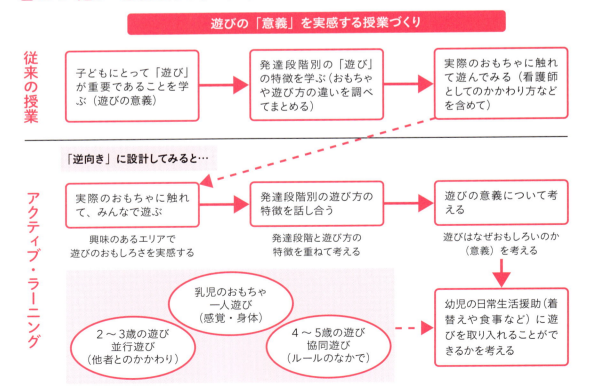

図12-3: 遊びの意義を深く学ぶ授業設計

ると考えます。

【文献】

1) 山﨑準二:教師の専門家としての発達と力量形成[日本教師教育学会編:教師教育研究ハンドブック], 学文社, 2017, p.19.

2) 佐藤学:学びの快楽;ダイアローグへ, 世織書房, 1999, p.39.

3) 走井洋一:教師教育の高度化における「知」の問題;教師に求められる「知」の構造とその協同的性格, 日本教師教育学会年報, 23:140-14, 2014.

4) 渡辺貴裕, 岩瀬直樹:より深い省察の促進を目指す対話型模擬授業検討会を軸とした教師教育の取り組み, 日本教師教育学会年報, 26:136-145, 2017.

5) G.ウィギンズ, 他著, 西岡加名恵訳:理解をもたらすカリキュラム設計;「逆向き設計」の理論と方法, 日本標準, 2012.

6) 西岡加名恵:「逆向き設計」で確かな学力を保障する, 明治図書, 2008.

7) 前掲書3), p.139.

第Ⅴ部

アクティブ・ラーニングを展開する看護教員の授業力

第V部　アクティブ・ラーニングを展開する看護教員の授業力

第13章 看護の「質」を高める授業づくり

1 専門家の「質」が問われる時代

　日本の人口が右肩上がりに増加していくなかで、社会資源を量的に拡大することが求められた20世紀に対して、21世紀は**「質」**が求められる時代になりました。すなわち、大学や病院など、社会インフラとよばれる施設が一定の量的拡大を遂げた社会においては、その次に「質」が求められる時代が到来したのです。

　看護教育においても、エビデンス（根拠）にもとづき分析的に患者を見つめることが必要である一方で、患者に応じた看護の過程を創り出していくことなど、「質」的な側面を高めていくことが求められています。

●実践を質的にとらえるとは？

　たとえば、「人前で話す」という能力についても、多くの場合、「発話量が多くなった」というように、数量的に評価をすることは少ないでしょう。そうではなく、「自信をもって話すことができるようになった」というように、学習者の内面をとらえて質的に評価することのほうが多いと思います。

　一方で、クラスでは自信をもって話せるようになったとしても、病院実習など、場所や環境が変わればまだ声が小さくなってしまうという人もいるでしょう。多くの人は、知っている人の前と知らない人の前では、話す態度は多少、違っていて当然です。このとき、自信をもって話すことができないでいた学生でも、同級生が一緒であれば発表できるという場合もあります。

　このように考えると、学生の成長や発達をみていく際に、客観的に評価できる指標を作成し、どのレベルまで能力が高まったかをチェックするだけでは看護の質を保証することができません。むしろ、**チェックリストでは測れない能力を意識して育てていくことが求められます**。これは「質」の高い看護ができるような授業づくりが求められているということでもあります。

2 質的に看護を分析する「眼」を育てる

　それでは、「質」を高めていくためにはどのような資質・能力を高めていくことが必要なのでしょうか。近年、保育学や看護教育においては、エピソードを記述し

て事例を質的に分析する研究が進められてきました。そのエピソードには、客観的事実のみを書くのではなく、事例対象者の内面や意識を描き出し、ストーリー仕立てにして書くことが求められます[*1]。

*1――エピソード記述は、客観的な研究とは異なり、質的研究に位置づけられますが、決して研究方法論がないというわけではありません。筆者は、文献2、3、4などを参考にしています。

● **実践を質的にとらえるための3つの視点**

具体的には、実践を質的に分析する際には、**「時間」「空間」「人との関係性」について整理し、記述すること**が必要であると考えられています[1]（図13-1）。これは、エピソードとは、現場で生じている現象をとらえることであり、心理学的実験とは異なり、1回きりのものだからです。また、看護師と患者の置かれている状況や場面、あるいは関与する人が異なれば、同じ疾患の患者でも対応は変化することも前提としなければなりません。

このように、実践を質的に分析するということは、状況依存的なものであり、ある程度の「あいまいさ」を許容する必要があります。そのため、普遍性や客観性を追究するのではなく、多くの人が見て了解できる「妥当性」があるかどうかがポイントとなります。

3　退院後の生活を想像する

それでは、看護の「質」を高めていくためにはどのような授業を展開することが必要でしょうか。たとえば、糖尿病患者に対する食事指導の場面で考えてみましょう。

糖尿病患者に対する生活指導をまとめてパンフレットを作るという課題を出した場合には、ほとんどのグループが「患者の病状・リスク」と「食事・運動に関する

図13-1：質的分析の3つの視点

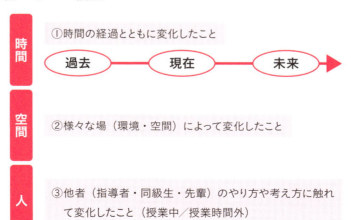

生活改善の方法」について同じような内容を書き記すと考えられます。しかし、実際の看護場面では、同じ疾患であっても、==「患者の現在の状態」や「患者の思い・願い」は異なります==。さらには、その患者が==退院した後の生活（社会）==を想像することも必要でしょう（図13-2）。

●患者や家族の状況を踏まえて説明する

このように、単に「病状の説明」にとどまらず、「退院後の生活」や再入院の可能性などを複眼的に考えて患者に生活指導をしていくことが「質」の高い看護といえるのではないでしょうか。つまり、看護実践においては、==目に見えない状況や相手の意図を想像しながら、最大限のパフォーマンスを発揮する==ことが求められています。これが、事例をもとにして、患者や家族の状況を踏まえ、==看護の「プロセス」をとらえる力を育てることが重要==となる理由でもあります。

このとき、ある患者を事例にあげて、看護過程を考える授業を展開しようと思ったら、学生が目の前にいない患者を鮮明にイメージすることができるように、十分な情報を学生に伝えなければなりません。ただし、病院で看護師が一般的に目にしている患者情報を、そのままプリントして配布したのでは、余計わかりにくくなってしまう危険性もあります。そのため、授業者は事例を提示する際に、その授業を受講する学生の既習事項を把握し、必要にして十分な情報を与えることが求められます。

もちろん、習っていないことや、これまでの学習であまり触れたことのない情報を一つも入れてはいけないというわけではありません。事例を解説するときに、授

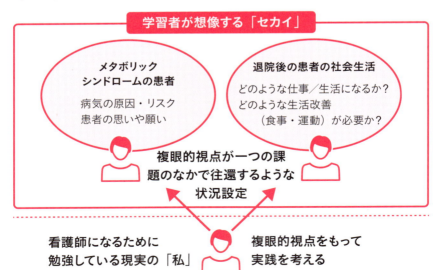

図13-2: アクティブ・ラーニングを展開する教師に必要な複眼的視点

業者が情報を補足すれば理解できるものであれば、現実に近い事例のほうが深く考えることにつながることもあります。

●学生の実態に合わせた情報提供

これは、学生に示して考えさせたい患者・疾患と、学生がどこまで学習してきたのかといった学習段階（主として学年）とを授業者が総合的に考え、どこまでの情報を提示するかということが問われている問題でもあります。また、授業に参加している学生の学習レディネス（新規事項を取り込もうとする学習意欲などを含めて）なども考慮し、多少難しい情報でも、実際の病院で使われている情報のほうがよいというクラスもあると考えます。

つまり、看護の「プロセス」を考えさせる授業をつくる場合には、授業者がその**プロセスを生み出すための調整（情報の取捨選択など）が必要になる**ということです。

4　看護過程を考える授業の実際

以下に示す事例は、筆者がある看護学校で研究授業に参加したときに学生に提示されたものです。具体的には、2年生の後期に設定されている「老年看護学援助論」という授業で、患者Aに対する「看護過程」を考える事例として用いられたものです（**表13-1**）。

このとき、学生に提示する患者の情報はこれで十分なのか、もっと詳細な情報が必要なのか、あるいは逆に、もっと情報を制限して知りたい患者情報を学生に質問させるくらいのほうがよいのかといった点は、学生の学習状況などによって異なるので、一概に断定することはできません。

また、こうした事例を使って、どのように考えさせるかという点でも、事例の難易度は変わってきます。筆者が参観した授業では、**図13-3**のような**ワークシート**が配布され、それに沿って考えるように「授業の流れ」ができていました。

●ワークシートの工夫で学生の学びが変わる

このワークシートは、中心部分（「自転車で転倒」⇒「大腿骨頸部骨折により入院」⇒「Aさんの状態」）において、「必要な看護」を考え、記入するように構成されています。また、横軸に患者が生きてきたこれまでの人生をまとめ、その情報から学生が患者の性格や強みを推測できるようになってほしいという授業者の願いが反映されています。

さらに、退院後の生活や介護してくれる家族の有無なども重要な情報になりま

表13-1：老年看護学援助論で学生に提示された事例

【患者】

　Aさん、男性、70歳代後半

【病名】

　右大腿骨頸部骨折　（Garden分類ステージⅢ）

　人工骨頭置換術を受け、手術後3日目

　右上腕打撲、左大腿部打撲、右上腕擦過傷

【治療】

　リハビリテーション:筋力トレーニング、関節可動域訓練、ADL動作訓練、患側免荷
　　　　　　　　　　80%〔1/5加重〕

　点滴:生理食塩水100mL＋セフメタゾール1g×2　（朝・夕、手術後3日間施行）

　内服:ロキソニン3錠×3、セルベックスカプセル3錠×3　（手術後1日目より7日間分
　　　　処方）

　疼痛時:ボルタレン座薬50mg

【安静度】

　病棟内:看護師付き添いにて歩行器移動

　病棟外:看護師付き添いにて車いす移動

【ADL】

　起立時見守り、その他は自立

【既往歴】

　高血圧（食事管理のみで内服なし）　現在140 ～ 130/90 ～ 80mmHgでキープ、現
　在は塩分7g/日、常食

【生活歴】

　　4人家族。3年前に妻は他界。子どもは息子1人、娘1人。息子は結婚して子ども
　が2人おり、隣接する都道府県に住んでいる。娘も結婚しており、子どもが2人いる。
　娘は同じ市内のAさん宅から車で20分くらいのところに住んでいる。息子と娘はどち
　らも働いている。

　　高校卒業後、65歳の定年まで保険会社に勤務。退職時は部長職であった。定年
　後70歳まで週3回、嘱託社員として会社で後輩の育成などを行っていた。その後は、
　シルバー人材センターに登録し地域の公園の管理業務を週3回行っていた。週末は
　家庭菜園で野菜や果物を作っていた。妻が他界するまでは家事は妻が行っていた
　が、その後はすべて自分で行ってきた。家は2階建ての戸建て。

【入院までの経過】

　　買い物を終え、自転車で自宅に戻る途中、ふらついて右側に転倒。右大腿部、左
　大腿部に激痛が出現し起立できずにいた。通りがかりの人の助けにより救急車で当
　院へ搬送された。X線検査の結果、大腿骨頸部骨折と診断され入院となった。

すので、家族の情報も加えられています。こうした情報を総合して、患者の「リハビリに気持ちが向かない理由」などを考え、「どのようにリハビリに気持ちを向けてもらうか」を考えるワークシートになっています。もちろん、これまで指摘してきたとおり、このワークシートで完璧というものではなく、授業を受講する学生の既有知識やレディネス、あるいは話し合って意見をどれだけ出し合えるかなどによって、改変していく必要があります。実際の授業では、学生が自分で考えることが難しいところでは、教員が情報を補足したり、ヒントを与えたりして進めていました。

5　看護をプロセスでとらえる力を育てる

　こうした授業を重ねていくことで、学生はAさんの事例を分析することができるだけではなく、**他の患者にも応用することができる「看護過程」**を想像する力を身につけることができると考えます。これは、具体的な事例のなかにある「重要なポイント」を頭のなかで**図式（シェマ）化**して整理できる力でもあります。今回、取り上げた老年看護学の授業では、学生と看護過程を考えながら、図13-4のように「まとめ」をしていました。

　このとき、留意しなければならないことは、実践力の育成とはこのような図式を覚えることでもなければ、そうした図式（シェマ）に当てはめて考えられるようにす

図13-3: 看護過程を考えるためのワークシート（一部改変）

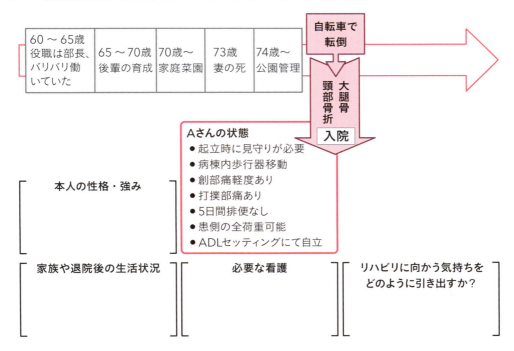

ることでもありません。そうではなく、事例を読んで、**患者の病状やそれまでの人生をイメージし、こうした図式（シェマ）を最終的には自分で思い描けるようにすること**が重要です。

● 実践現場で図式（シェマ）を活用してみる

　もちろん、図式（シェマ）を思い描くことができるようになるには、教室で事例を考えるだけでは不十分です。実習などで出会った実際の入院患者（別の疾患の患者であっても）とのかかわりを学生に想起させながら、**「今回の患者に当てはめるとどうなる？」**というように活用・応用するなかで想像できるようになるものです。

　このように、（実習などの）社会における実際的な経験と、学校（教室における事例の検討など）で学んだこととを結びつけ、実践場面で活用できる「想像力」へと発展させていくことが、実践力の育成には不可欠です。これは、学習を教室内に閉じるのではなく、常に社会に向けて広げていく（実践する）授業展開が必要であることを意味しています*2。こうした社会に向けて開かれた想像力を育てることが、流動的に変化する（看護の）実践現場において、自ら考え、判断することができる資質・能力（コンピテンス）の獲得へとつながる学びになるのだと考えます。

*2──小学校や中学校の学習指導要領では、これを「社会に開かれた教育課程」とよんでいます。社会に開かれた教育課程とは、「地域の人的・物的資源を活用したり、放課後や土曜日等を活用した社会教育との連携を図ったりし、学校教育を学校内に閉じずに、その目指すところを社会と共有・連携しながら実現させる」5)という意味です。

図13-4：看護を考えるための情報収集と思考過程

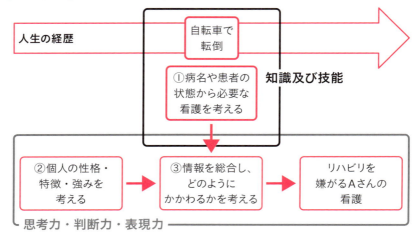

114　第Ⅴ部　アクティブ・ラーニングを展開する看護教員の授業力

【文献】
1）渡辺三枝子:キャリアの心理学，ナカニシヤ出版，2007，p.12.
2）S・B・メリアム著，堀薫夫，他訳:質的調査法入門;教育における調査法とケース・スタディ〈叢書・現代社会のフロ
　ンティア3〉，ミネルヴァ書房，2004.（原著 Merriam, S.B.：Qualitative Research and Case Study
　Applications in Education；Revised and Expanded, John Wiley and Sons, 1998.）
3）鯨岡峻:エピソード記述入門;実践と質的研究のために，東京大学出版会，2005.
4）麻生武:「見る」と「書く」との出会い;フィールド観察学入門，新曜社，2009.
5）中央教育審議会:幼稚園、小学校、中学校、高等学校及び特別支援学校の学習指導要領等の改善及び必要な方
　策等について（答申），2016，p.19.

第Ⅴ部　アクティブ・ラーニングを展開する看護教員の授業力

アクティブ・ラーニングと看護実践能力の評価

1 専門職業人の「実践力」を評価する

　近年、**専門職業人の「実践力」**が注目されるようになりました。そして、そうした実践力を評価するべく、様々な指標が開発されています。たとえば、教師教育の分野では、同じ地域にある大学と教育委員会が教職キャリア全体を俯瞰する「育成指標」を設けて、養成と研修を一体化する動きが加速しています。これは、教職キャリアを段階的に示し、どのように実践力や専門性を向上させていくかについて整理したものとなっています[*1]。ただし、教師教育の分野では、こうした「育成指標」に対して批判的な意見が出されています。

●実践能力評価に対する批判

　たとえば、子安は「各地域で作成されている指標は、きわめて『理想的』な新人がそのまま順次ベテランになるという単線的なイメージで描かれる傾向がある」という点や、「各ライフステージの教師像も単一的に描かれ、多様な教師が学校を構成することを前提にしていない」という問題点を指摘しています[1)]。こうした問題点を克服しないまま、養成課程にスタンダード（あるいは指標）を持ち込むと、「基礎的知見を身につけるよりは、即戦力的な手法や方法を学生に要求する傾向を持ち、結果的に内容と切り離して手法を脈絡なく学ぶといった危険が生まれやすくなる」と指摘されています[2)]。これは、**本来多様であるべき専門職業人のキャリアをスタンダード化（「指標化」「基準化」）することへの懸念**の声につながっています[*2]。

　以上の指摘は、主として小学校や中学校の教員養成に関するものですが、看護教育の分野でも当てはまる点が多くあると考えます。たとえば、看護学生に卒業時に求められる資質・能力についても、それを育成するプロセスを無視して、身につけさせたいことをチェックリストにして習得させるだけの看護教育になってしまったとしたら、「患者と接する方法」や、「アセスメント情報の活用の方法」といった態度主義・方法主義的な評価項目が作成されてしまう危険があります。こうなると、看護の対象である患者の生活実態や家族の思いなどを踏まえることなく、「スキル」ばかりに焦点が当てられた教育となってしまいます。

　それでは、看護教育で求められる資質・能力を、どのように評価していったらよ

[*1] 「育成指標」の正式名称は「公立の小学校等の校長及び教員としての資質の向上に関する指標」です。2015（平成27）年に出された中央教育審議会答申「これからの学校教育を担う教員の資質能力の向上について；学び合い、高め合う教員育成コミュニティの構築に向けて」のなかで、「育成指標」について言及があり、その後、各地の教育委員会が指標を策定・公表しています。

[*2] 佐藤は「育成指標」について、「専門的な知識領域修得の度合いなどについての記載は薄く、…（中略）…職業倫理や素養に関わるものが圧倒的に多い」と指摘しています[3)]。そして、本来、専門性基準とは、「教職キャリアに応じて段階的に達成する目標ではなく、教職生活の各キャリア段階を一貫する専門家としての学びの基準」が必要であるのですが、日本において専門職業人の専門性を測る基準を設けようとすると、「態度」的な側面が強く前面に出てしまっていると指摘しています[4)]。

いでしょうか。

2 「評価指標」を重層的にとらえる

看護教育で求められる資質・能力を評価するにあたって、私たちがまず留意しなければならないことは、**評価指標を細分化して示すことではなく、重層的にとらえること**だと考えます。「重層的にとらえる」とは、端的に述べると、**本来卒業時に身についているかどうかを評価すべき項目を、各授業のなかで確認しようとしてはいけない**ということです。

●卒業時に求められる能力は各科目に共通する能力

たとえば、「対象の状態を適切にアセスメントする」といった能力は、看護においてはあらゆる専門科目に共通する「汎用的能力」の一つです。こうした汎用的能力は、高度な「思考力・判断力・表現力」を要求するものですので、ある専門科目の一つの単元のなかで、すべてを身につけることはできません。そのため、こうした汎用的能力をある授業の学習指導案の目標として掲げ、この授業で「学生のこんな姿が見られたから、アセスメント能力が身についた」と短絡的に評価することは避けるべきだと考えます。もちろん、単元ごとに、あるいは一つひとつの授業ごとに、目標は設定するべきです。そのため、この授業ではどのような「スキル（知識及び技能）」を身につけることが求められるのかという点を明確にすることは重要です。

以上のように、各授業で身につけるべき「スキル（知識及び技能）」が蓄積されると、汎用的な能力へと近づいていくように目標が重層化されていることが重要となります（**図14-1**）。

3 「実践力」とはスキル（知識及び技能）の集積なのか？

ただし、ここで一つの疑問（あるいは矛盾）が生じます。各授業で身につけるべきスキル（知識及び技能）が集積したものが汎用的能力なのであれば、評価するにあたっては、授業ごとに細分化されたスキル（知識及び技能）を明確にして、それを一つずつ塗りつぶしていくかのように指導していくことが最も確実で、効率的な実践力育成カリキュラムとなるのではないでしょうか。

しかし、そうした原理で構成されている「育成指標」は、様々に批判されているという点を冒頭で指摘しました。これは、部分と全体の関係を論じた「ゲシュタルト心理学」を理解するともう少し理解が深まります。すなわち、**全体は確かに**

第14章 アクティブ・ラーニングと看護実践能力の評価 117

部分が集まったものであるのですが、一方で、部分に注視してしまうと全体とは違うものとして認識されることがあります（図14-2）。

● 部分の総和は全体ではない

　この点を看護教育で考えてみましょう。看護教育では、いくつかの専門科目でアセスメントの方法やそこから導かれる看護の方法を学ぶことが目標となります。しかし、それらを個別に学んだからといって、「汎用的能力」として総合化するかどうかはわかりません。

　本章のテーマである「学生の能力評価」という点から考えるなら、各授業で目標にしたアセスメントのスキル（知識及び技術）が身についたかどうかは、終講試験（ペーパー試験／実技試験など）としてこれまでどおり実施していく必要があります。しかし、**各授業のスキルを集積し、統合的に活用・応用できているかどうかは、教育課程の最後に位置づけられている「統合科目」や「実習」の評価でみていく**ことになるのだと考えます[*3]。

*3──「統合科目」や「実習」などでは、OSCE（臨床的能力試験）などをとおして、卒業時に求められる看護学生の能力（アセスメント能力やコミュニケーション能力など）を総合的に評価するシステムを考えていくことも必要だと考えます。

図14-1：看護教育において育てたい力の重層化

看護教育をとおして身につけたい力

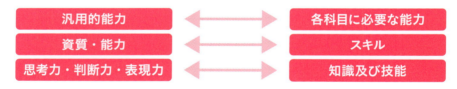

看護教育における「目標」の重層化

- **看護教育全体の目標**：厚労省や文科省などが設定している、卒業時に求められる能力など
- **看護学校などで設定されている学校目標**：看護教育全体の目標をもとに作られた学校目標（大学ではディプロマ・ポリシー／カリキュラム・ポリシー）
- **専門領域ごとに設定されている目標**：学校目標を達成するために専門領域ごとにどのような力を身につける必要があるかを整理したもの
- **授業科目（単元）ごとに設定されている目標**：科目ごとに細分化された「身につけるべき能力」を学習指導案に記述する
- **本時の授業目標**

4 汎用的能力を評価する際の留意点

それでは、「汎用的能力」はどのような基準で評価することができるのでしょうか[*4]。ここでは、いくつかの専門実習をとおして汎用的能力を評価する方法を考えていきたいと思います。

まず、各学校において用意されている各実習の評価項目を整理するところから始めてみましょう。たとえば、成人看護学の実習評価表と、小児看護学の実習評価表を比べて見てみましょう。すると、実習で対応する患者の年齢や疾患は大きく異なるかもしれませんが、「アセスメント能力」や「看護計画の立案」など、汎用的能力として抽出することができる共通した項目があるのではないでしょうか。

● すべての実習に共通した評価項目はつくれるか？

筆者がいくつかの看護学校の実習評価表を見せてもらった経験でいえば、「基礎看護学実習」と「成人看護学実習」の評価項目は、共通した項目が多く、その違いを明確にするのは難しいと感じたことがあります。また、新人看護師を指導する看護師向けの研修を担当したときには、新人に求める力として、「協働性」や「適切なタイミングで報告・連絡・相談ができる力」などがあげられていることが多かったように感じています。こうした、**看護師1年目に求められる力をすべての実習に共通した評価項目にすることができないか、検討することも必要である**

[*4] 筆者は国家試験を知識や思考力・判断力の基礎を総合的に評価するツールとして活用することは十分できると考えています。一方で、国家試験の問題が解ければ「実践力」のすべてが身についたととらえることは無理があります。実践力のどの部分を国家試験が担い、その他の部分にはどのような資質・能力があり、それはどこの場面で、誰が、どのような基準で評価していくのかという点を整理することが必要であると考えます。

図14-2：各授業の目標と汎用的能力の関係

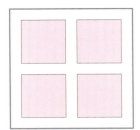

ゲシュタルト理論の骨子

部分の総和は全体ではない

部分だけを見つめると
➡ 1枚の紙に水色の正方形が4つ描かれている

全体的に見つめると
➡ 十字路のある道／街
➡ 4つの穴がくりぬかれた1枚の紙など、多様な見方ができる

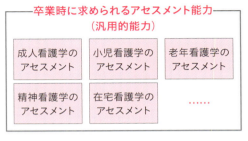

各授業の目標と汎用的能力

各授業でアセスメントの方法を学べば、「対象に応じたアセスメントができる」という汎用的能力へと発展するのだろうか？

部分だけを見つめると
➡ ある対象の疾患等に関するアセスメントの方法や看護過程を学ぶ力が身につく

全体的に見つめると
➡ いくつかの対象がわかれば、「汎用的能力」としてのアセスメント力に総合化するか…？

と考えます（図14-3）。

　ただし、実際のところは、成人看護学実習であれば成人を看護した実践のなかで「アセスメント」や「看護計画」といった側面をみていくことになります。そうすると、実習を行った学生は、汎用的能力としての「アセスメント」や「看護計画」を身につけたという意識にはなりにくく、あくまでも各専門実習においてどのような力を身につけたのかを評価されていると感じるでしょう。

　そのため、**実習全体のオリエンテーションで「汎用的能力」を身につけていくことの重要性を学生に伝えているかどうか**がとても重要なことになります。また、各実習の後に行われるリフレクションで、それぞれの専門実習での目標に対してどうだったかを振り返るだけでなく、他の実習で学んだことと絡めてリフレクションできるかどうかがとても重要になります。

● 実習後のリフレクションを共通項目で行う

　たとえば、小児看護学実習のなかで、患児との対応だけではなく、保護者との関係構築がとても重要であると学んだとします。そうした実習での学びを生かして、成人看護学においても家族へのケアを含めて実践できたかどうかを振り返るというように、看護の対象が異なっても共通する重要な点を取り上げ、意識化させることが汎用的能力あるいは看護実践力の育成には重要だと考えます。

　こうした汎用的能力へとつながる共通的な視点をもってリフレクションを行う

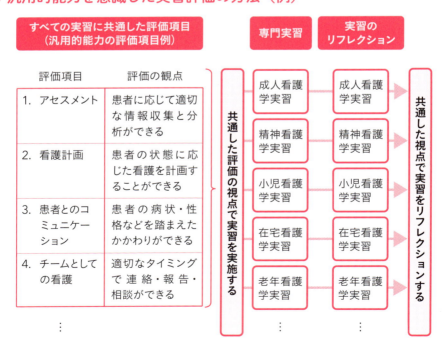

図14-3：汎用的能力を意識した実習評価の方法（例）

ためには、たとえば「家族の視点で実習を振り返る」ことなど、すべての実習に共通したリフレクションの視点を教員サイドでもっておく必要があります。もちろん、こうした視点は教員個人が有していればよいのではなく、学校全体である程度共有しておくことが必要となるでしょう。

【文献】
1) 子安潤:教育委員会による教員指標の『スタンダード化』の問題, 日本教師教育学会年報, 26:38-45, 2017.
2) 前掲書1), p.44.
3) 佐藤学:転換期の教師教育改革における危機と解決への展望, 日本教師教育学会年報, 25:20, 2016.
4) 前掲書3), p.12.

第Ⅴ部　アクティブ・ラーニングを展開する看護教員の授業力

第15章 学生の学びの過程をとらえる研究授業

1 看護教育における研究授業の必要性

　小学校や中学校では、教員の授業力を向上させる方法の一つとして、これまで長い間、**「研究授業」**が行われてきました。研究授業は、小学校や中学校の教員免許状を取得するための教育実習においても、実習最終日に実習生自身が学習指導案を書いて実施することが通例となっていて、教師教育の分野では研究授業は避けて通ることのできないものとなっています。

　小学校や中学校で行われている研究授業は、公開する授業を決め、その先生の授業を校内の先生が参観し、放課後、参観者で協議するという形が一般的です。研究授業を公開した教員は、参観者から自分の授業に対する意見をもらって、次の授業づくりの参考にします*1。

　小学校や中学校の教員は、1年目には初任者研修として年に数回の研究授業を実施し、その後、5年次、10年次といった教員のキャリア形成の重要な時期に研究授業を実施しています1)。

●研究授業の重要性が高まっている

　このように、研究授業は、必ずしもアクティブ・ラーニングの時代だから必要なのではなく、教員の資質向上のためには、いつの時代においても重要であると考えられてきました。しかし、アクティブ・ラーニングの時代には、その重要性がさらに高まっていると筆者は考えています。その理由は、主として以下の点にあります。

(1) 授業中のコミュニケーション過程が重視されるから

　まず、アクティブ・ラーニングの時代には、従来よりも増して、**コミュニケーションや人間関係に着目した授業**を展開することが求められます。すなわち、アクティブ・ラーニングの時代に育成すべき資質・能力は、授業者が一方的に「教授」すればよいのではなく、学生が学ぶ過程で、患者への配慮など答えが明確ではない問いに対して、一緒に学ぶ他者とコミュニケーションを取りながら学びを深めていくことが求められます。

　こうした学びを保障する授業を展開するためには、学生どうしのコミュニケーションをどのように行わせるかといった点を含めて綿密に授業を設計していく必

*1──時には、外部の専門家を招聘して、専門的な見地から授業づくりの今後の課題などを指摘してもらい、学校全体の教育力を向上することをねらって行われる研究授業もあります。

要があります。また、実際に学生どうしでやりとりさせながら授業を進めていくと、事前にどんなに緻密に設計しても、教師が想定したことと違う展開になることも多くあります。

これは、アクティブ・ラーニングの特徴として、**「やってみなければわからない」**という面があるため、授業後の授業者の振り返りはとても重要です。こうした振り返りは、一人で考えるよりも、より多くの視点で検討してもらったほうが精度が高まります。こうした理由から、研究授業を定期的に実施して、授業設計や授業展開（教師の授業中のコミュニケーションや人間関係の促進の方法）などを常に検証していくことがより重要になると考えます。

（2）メタレベルの理解を促していく授業づくりが求められるから

一方で、アクティブ・ラーニングは、単なる話し合い活動ではないという点を、本書を通じて指摘してきました。そうではなく、看護に関する知識や技術をメタレベルで「深く理解する」ことがアクティブ・ラーニングの最終的な目標です。

こうしたメタレベルの理解は、実際には、**授業者が学生の授業中の表情や発言などから把握しなければなりません**。しかし、研究授業を実施すれば、**授業者が目を配ることができる範囲よりももっと多くの学生の反応やつぶやきを拾い上げることができます**。つまり、研究授業後の協議会で、多くの参観者から授業者が見えていない学生の様子をフィードバックしてもらい、「この授業をとおして、○○さんはこんな理解をしていたと思う」という情報を交換することで、授業者が自分の授業を広く、深く見つめ返すきっかけとなります。

それと同時に、研究授業後の協議会でこうした振り返りを繰り返していくうちに、**研究授業の担当者ではなかった教員の「視野」も広がります**。たとえば、一見すると理解しているように見えるクラスでも、何人かの学生は授業内容を誤解したままでいたということは、授業を周辺から参観していたからこそ見えてくることです。また、全体の前では発言できなかった学生も、4人程度の話し合いでは、しっかり自分の意見を述べていたなども、授業者ではない立場で、自分の近くにいた4人の話し合い活動をじっくりと見るからこそ気づくのだと考えます。

このように、研究授業は、授業者にとっても、参観者にとっても、それまで見えていなかった学生の理解のしかたに気づき、その後の授業の質的向上につなげていくことができます。本章では、こうした効果をもたらす研究授業をどのように進めていくかという点について考えていきたいと思います。

2 授業設計＝「しかけ」の検討を大切にする

　教員の多くが研究授業を参観し、その後の協議会でディスカッションすることが大切だといっても、その協議会が**「参観した授業を批評する会」にならないように留意する**必要があります。特に、アクティブ・ラーニングは、「やってみなければわからない」ことも多く、実際の授業を見た後に、「もっとこういう指導をすべきだったのではないか」という点を指摘するだけでは、授業の質的向上にはつながりません。

　むしろ、終わったことを「反省」するよりも、**協議会では「次に同じ授業を行うとしたらどうするか」という当事者目線で話し合う**ことが重要です。たとえば、今回の授業で授業者が工夫した教材や発問など、「しかけ」にあたる部分を検討することが必要だと思います。

●思考を深めるためのプラットフォームをつくる

　具体的に、ある研究授業をもとに考えてみましょう。以下に取り上げる授業は、1年生後期に行われた「臨床看護総論」の授業で、「手術治療を受ける対象者の看護」をテーマにしたものでした。

　この授業では、学生が「手術侵襲によって起こる生体反応について考えることができる」こととともに、「術後の観察やドレーン管理の目的・方法、実施上の注意点を考えることができる」ことを目標として授業が展開されていました（当日、配布された学習指導案より）。こうした内容を学ぶのに、事例をもとにして考えたほうが理解しやすいと判断した授業者は、図15-1のような事例を作成し、学生に考えさせる素材としました。

　こうした事例づくりは、学生が授業のなかで思考を深めるための「プラットフォーム」のような役割を果たします。研究授業では、「授業者が用意したプラットフォームは、学生の思考を深めることができたか」という視点でリフレクションするとよいでしょう。

●授業を振り返る視点をもつ

　このとき、アクティブ・ラーニングの視点でこの授業を見つめるとしたら、授業者が用意した事例には、**「思考を深めるための必要な情報がそろっていたか」**という視点に加え、**「学生がこの事例にのめり込んで考えてみようとする切迫感やしかけがあったか」**という視点で協議することも必要でしょう。また、協議会では、授業者に対する意見ばかりではなく、「こういう事例はもっと早い時期に取り上げておくべきではないか」とか、「基礎看護学でも似たような事例を取り上げて

図15-1: 思考を深めるプラットフォーム（事例）づくり

臨床看護総論　事例

下記の事例を読み、意味がわからない用語には下線を引いてください。また、検査データでは、正常値を越えたデータに関して、上昇しているときには↑、低下しているときには↓を検査値の横に記入しておいてください。

沖田元気（おきたげんき）氏、55歳、男性、[診断名] 右肺がん（扁平上皮がん）　病期はI期（IB期）
既往歴：50歳頃から腰痛症（軽度）。日常生活に支障はない。
職業：自営業
家族構成：妻53歳（自営業）、長男29歳（会社員、1人暮らし）、長女27歳（会社員、同居）、次男23歳（大学院生、同居）の4人暮らし
趣味：読書
性格：がまん強い性格、他者への依存は少なく、責任感が強い
嗜好品：20歳から20本/日の喫煙あり。ビール2本/日程度の飲酒
症状など：現在も咳嗽を認めるが、呼吸困難などの自覚症状はない。今回は初めての入院、手術である

＜入院までの経過＞

沖田氏は以前より、時おり咳嗽を認めていたが、特に気にすることもなく過ごしていた。家族の強い勧めで人間ドックを受けたところ、肺に陰影を指摘されたため、血液検査、超音波検査、CT検査（頭部、胸部、腹部）、気管支鏡検査などが実施された。右肺がん（扁平上皮がん）と診断され、10月5日に手術が予定された。

術前（入院時）の検査値

項目（単位）		項目（単位）		項目（単位）	
身長（cm）	170	WBC	4,500	ALT（IU/L）	15
体重（kg）	70.5	Hb（g/dL）	14.0	Cr（mg/dL）	0.81
体温（℃）	36.5	PLT（×10^4/μL）	31.3	CRP（mg/dL）	0.1
血圧（mmHg）	140/94	TP（g/dL）	7.0	ALT（IU/L）	15
脈拍（回/分）	80（整）	Alb（g/dL）	4.9	%肺活量	83
SpO$_2$	95	Glu（mg/dL）	91	一秒率	71
PaO$_2$（Torr）	80	AST（IU/L）	17		
PaCO$_2$（Torr）	38				

＜10月5日手術終了時の状況＞

[右肺胸腔鏡下上葉切除術]
- 術後クリティカルパスでの指示
- 手術時間3時間35分、手術中の出血量320mL
- 術後ICUに入室
- 右第4肋間開胸、術創はガーゼで保護
- 右側胸部胸腔ドレーン1本・−10cm H$_2$Oで低圧持続吸引、胸腔ドレーンより廃液10mL/時（血性）、エアリークなし、胸腔ドレーンバッグ水封室で呼吸性移動あり、皮下気腫なし
- SpO$_2$：100%（酸素4Lベンチュリーマスク）
- 硬膜外麻酔使用、疼痛自制内
- 膀胱留置カテーテル挿入尿量20〜60mL/時
- 呼吸音は全体的に弱い
- 腹部膨満なし、輸液：ラクテック500mL×2本、ソルデム3A500mL×2本

10/5（手術直後）

項目（単位）		項目（単位）	
体温（℃）	36.0〜37.9	PaCO$_2$（Torr）	40
血圧（mmHg）	110〜134/66〜90	WBC	9,200
脈拍（回/分）	74〜90（整）	Hb（g/dL）	12.6
SpO$_2$	100（酸素4Lベンチュリーマスク）	PLT（×10^4/μL）	29.1
PaO$_2$（Torr）	160		

10/6（術後1日目）

項目（単位）		項目（単位）	
体重（kg）	69.5	TP（g/dL）	6.8
体温（℃）	37.5〜38.2	Alb（g/dL）	4.7
血圧（mmHg）	136〜146/76〜90	Glu（mg/dL）	105
脈拍（回/分）	72〜85（整）	AST（IU/L）	19
SpO$_2$	98（酸素2L経鼻）	ALT（IU/L）	18
PaO$_2$（Torr）	105	BUN（mg/dL）	20.0
PaCO$_2$（Torr）	41	Cr（mg/dL）	0.83
WBC	11,500	CRP（mg/dL）	3.2
Hb（g/dL）	12.5		
PLT（×10^4/μL）	29.0		

第15章　学生の学びの過程をとらえる研究授業

いる」というような意見交換も可能となります。

　以上のような協議会を学校全体の教員で行う意味は、第一に、**授業づくりにおいて学生の主体的学びを引き出すために、授業者は常に切迫感やしかけなどを工夫していかなければならないという意識づくりができる点**です。加えて、第二は、**ふだんはあまり話し合うことのない自分とは専門領域の異なる教員の授業内容や取り上げている事例などを聞くことができるという点**です。こうした情報交換が充実した先に、アクティブ・ラーニングが求める「カリキュラム・マネジメント」があると考えます。

3　発問（Question）の工夫と話し合い活動の検討

　今回紹介した研究授業では、もう一つ、授業づくりの工夫をしていました。それは、学生が事例を検討する際に、いくつかの**「Question」**を用意し、そこで話し合いをさせるというものです（**図15-2**）。

　この授業は、内容が術後の管理に関するものであり、これまでの知識を総動員させなければならないものなので、もともと確認したい専門的な知識がたくさんある授業でした。そうしたなかで話し合う場面を設けるのは、授業時間を考えても難しい点が多く、どうしても解説が多くなってしまうというのが授業者の課題意識でした。

　しかし、解説中心の授業になると、どうしても、学生にとっては「受け身」の授業になってしまうので、授業者は授業のなかで何回か話し合う場面を設けるようにしました。

●発問の方法について検討する

　実際の授業では、時間の制約もあり、用意したすべての「Question」に十分な時間を取って話し合いができたわけではありませんでした。それでも、筆者が参観していた周囲の学生のなかには、「血圧」や「血糖値」に注目することの意味を考える場面などで、それまでの学習と結びつけて思考している学生もいました。

　この授業を研究授業として見たときには、こうした「Question」についても検討すべき点があります。すなわち、「Question」の一言・一句が変わるだけで、学生にとっては問いの難易度が大きく変わります。また、「Question」のすぐ後に、解説のようにして「考えるヒントとなる情報」をどのくらい盛り込むのかという点も、研究授業後の協議会に参加した他の教員から意見をもらい検討する価値があると考えます。

図15-2：発問（Question）と話し合い活動の内容

基礎看護技術Ⅴ臨床看護総論（手術治療を受ける対象者への看護）

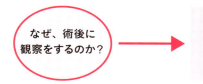

- 生体の修復過程の状態を判断するため
- 全身状態が変化しやすい患者の、意識・呼吸・循環状態など身体内部の反応を知るため

バイタルサインや検査値を、術前と術後で比較しよう！
● 明らかな違いや、気になる項目を書き出してください

術前検査値	術後検査値

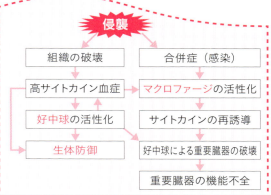

侵襲による重要臓器機能不全の発生機序

Question1 沖田さんの体温は、術直後には36.0〜37.9℃でしたが、術後1日目に37.5〜38.2℃と上昇しています。体温が上昇したのはなぜでしょうか？

① 手術侵襲により炎症性サイトカインが産生されると、これにより局所で**好中球**や**マクロファージ**などにより非特異的炎症反応が引き起こされる。この状態が、術後の血液検査において**白血球**の増加となって表れる。
② 細菌の毒素、ウイルス、破壊された組織などの発熱物質が、**体温調節中枢**のある**視床下部**を化学的に刺激すると発熱を起こす。
③ 免疫（炎症）反応は、生体を**感染**や**損傷**から防御するために不可欠なものである。
④ **外科的侵襲**は必ず炎症と組織障害を伴う。無菌操作をしても術後2〜3日間は37〜38℃の体温の上昇がみられる。

ホルモンの作動と関連

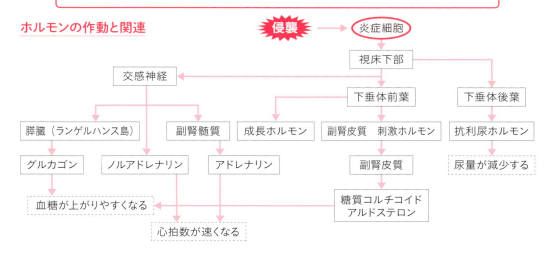

図15-2：（続き）

術後の血圧は、なぜ低下しやすい？
- 麻酔により、**自律神経系**の反応が抑制される。
- 血管収縮が低減し、血管抵抗が低下した状態になり血圧が低下

→ 出血や不感蒸泄により循環血液量が減少し心拍数が**上昇**する

Question2
なぜ、沖田さんの術後の血糖値を観察するのでしょうか。

生体反応の観察
脳への十分なエネルギー供給
損傷した組織への修復エネルギー供給
循環血液量の回復

Question3
高血糖が術後に与える影響には何があるでしょうか？

創傷治療の遅れ
創部感染の増加
多臓器不全の助長や糖尿病性昏睡

高血糖が続く
- 尿糖が**浸透圧利尿**を起こす
- **脱水**をきたして循環不全に陥る

循環不全 → **免疫**機能が低下し**感染症**を合併する危険性が増す

疼痛 術後の疼痛（身体にどのような影響があるか） → 呼吸への影響、循環への影響 消化への影響、心理面への影響

看護
- 適切な鎮痛薬の使用、痛みの緩和
- 安楽な体位の工夫（身体の動かし方、創の負担軽減、筋緊張を和らげる体位、咳嗽のしかたの工夫）

回復が遅延

沖田さんには、胸腔ドレーンが挿入されています。胸腔ドレーン管理の目的、実施上の注意点は？

目的	・出血や滲出液を排出して、創部の減圧や感染予防を図る ・創治癒を促進する ・排液の性状や量を観察し、回復過程や問題を予測する
注意点	・刺入部の発赤・熱感・腫脹の有無、皮下気腫の有無、刺入部からの滲出液・出血の有無 ・ドレーン固定状況、ドレーンの脱落や埋没がないか、排液の量や性状はどうか ・周囲の皮膚に発赤やびらんがないか、痛みや違和感が増強していないか

沖田さんには、膀胱留置カテーテルが挿入されています。目的は？

目的	・排液量を正確に測定して**水分出納**を把握する ・**点滴**管理に役立てる ・末梢循環や**腎**機能、ショックの判断に生かす ・創痛の激しい時期に、術後の安静を保つ

まとめ
- 起こり得る身体内部の変化の観察、そこから合併症予防につなげる。
- 沖田さんの状態は、ムーアの分類では第Ⅰ相〜第Ⅱ相の状態である。
- 手術侵襲によって変化した内部環境が、安定する方向に向かえるよう、予測して対応する。

4 学生の「対話」と「学びの深まり」の関係を見つめる

さらに、「Question」の場面で、学生どうしで話し合う学習活動を用意する授業展開を考えたのであれば、研究授業後の教員どうしのリフレクションのときに、**話し合い活動によってどのように学生の思考が深まったのかという点を協議する** ことも重要です。ただし、このためには、数人で話し合っている学生の会話をある程度、聞き取らなければなりませんので、授業者一人では情報収集に限界があります。

●研究授業の参観者に役割を与える

こうしたときに、**研究授業の参観者**に、ある一定の学生グループの近くにいてもらい、**「Question」の後の話し合いを大まかに記録してもらうという役割を与える**と、研究授業後の協議会の内容が深まります。もちろん、**研究授業といえども学生の学びを妨害してはいけません**ので、露骨に録音をすることや、ふだんのように活発な話し合い活動ができなくなるような観察・参観は避けなければなりません。

しかし、筆者の経験では、研究授業に慣れていて、参観される学生が「自分たちを評価しているわけではない」ということを認識できていれば、仮に話し合いの途中で教員が近づいてきてもそれほど授業を妨害するものではありません[2]。今回、紹介した研究授業では、授業者以外の教員が教室に入って授業を参観することがほとんどない学校であったので、話し合い活動の際に学生の周りに近寄っていくことは避けようということになり、学生の周囲の教員が座っている場所から、聞き取れる内容をメモすることにしました（観察の視点は**表15-1**、**15-2**を参照）。

●グループで智恵を出し合い解決策を考える

筆者が参観した研究授業では、上記のようにグループの会話を聞き取ろうとしたところ、学生の近くに寄っていかないと、詳細に内容を聞き取ることが難しいことも多くありました。しかし、筆者の近くにいた学生の話し合いを聞き取っただけでも、学生の思考の特徴が垣間見えた場面はありました。

たとえば、「血圧」や「血糖値」に着目する理由を話し合う場面で、筆者の周囲にいた学生（4人）は、最初、どう考えてよいのかわからずに黙り込む時間が続きました。そうしたなかで、ある学生がヒントになるような内容が書かれていないかと考え、教科書を見始めました。すると、他の3人も教科書を開き、「この部分に少し書かれているよ」など、他者と交わりながら「根拠」につながる情報を見つ

*2——研究授業を毎年、数回実施している小学校や中学校では、話し合い活動をしているときに、参観者（同じ学校の教員）が子どもたちの近くに寄っていき、耳を傾け会話を聞き取っています。発達障害の子どもなど、なかには参観者が気になってしまう子どももいますが、そうした子どもがいる場合は、研究授業前にその子どもの近くに寄っていく場合の配慮や留意点を事前に参観者に伝えて対応しています。

け出そうと学び合いが始まりました。

　筆者はこの分野を専門的に理解しているわけではないので、どのような話し合いができると思考が深まるのか、という点は深く授業分析ができませんでした。しかし、こうした4人のグループの話し合い活動を取り入れることの意味があると感じました。それは、わからなくなったときに教科書の内容をヒントにしようと動き始めた学生と、それにつられて教科書を開いたのち、「このあたりが根拠になるんじゃない?」と発言した学生は違う学生だったからです。

　つまり、この4人は、1人で学習をしている状態では、**「Question」に対する自分の解答を見つけ出していくことができなかった**と考えます*3。このように、研究授業後の協議会では、授業中に各教員が収集した情報をもとに、**学生の学び**

*3——研究授業では、学生の学びの深まりをみていくことが重要ですので、学習方法として話し合い活動がどのように効果的であったのかを検討するばかりではなく、「術後管理」と「血圧・血糖値」を結びつけ、どのような看護実践力へと発展していくのかという点を検討する必要があります。この点については、看護教育を専門にする看護学校の教員集団で深めていくことが求められます。

表15-1：研究授業参観者の役割と留意点

【ワークシート活用の目的と使い方】
　以下のワークシートは、研究授業後の振り返りや午後からの研修で活用するものです。「学生の学びの過程」を分析し、学生の思考の特徴や、他者とのやりとりのなかでどのようなことを学び取っているのかを検討する際に、資料として活用します。そのため、授業参観中に学生の反応や声などを可能な範囲で拾い上げ、メモを取ってください。

【研究授業前の準備】
- 研究授業を参観する人を4人1組にします。
- その4人のうち、2人を「つぶやきを拾う係」、残りの2人を「他者からの学びをとらえる係」とします(あらかじめ、どちらの係になるかを決めておきます)。
- 4人1組になったグループは同じ学生を見ることができるように、近くで授業を参観します。ただし、学生があまり緊張しないように気をつけましょう。場合によっては、教室の後ろから対象となる学生を見てメモするという方法でもよいです。

【研究授業当日の作業】
- 90分通して学生の「つぶやき」や「他者とのやりとり」の様子をワークシートにメモしていきます。
- 「つぶやき係」の先生は、学生がつぶやいた内容を前後の文脈を含めてメモします。「他者からの学びをとらえる係」の先生は、学生が友達の意見に影響を受けて自分の意見を修正した場面や、話し合ったりしているうちにどのように考えが変わったかなどを記録します。研究授業時は、あまり予断や私見を加えず、学生の様子をできる限り克明に記述するように留意します。なお、ワークシートは発問やクエスチョンの場面を中心にメモするように作ってありますが、その前後でつぶやきや学生どうしのやりとりが見られた場合には、それもメモしておくとよいでしょう。

【午後からの授業リフレクションでの活用方法】
- ワークシートに記述したことをもとに、担当した学生の学びの過程を検討します。
- 主として、「発問・クエスチョン」によって、学生はどのような思考をしたか、他者と交流することでどのような学びをしているのかという点を検討します。
- 2人1組で観察した学生の学びをまとめた後、発表し合ってクラス全体の学びを総括します。
- 授業リフレクションの目的は、すべての学生の学びの過程を目にすることができない授業者に、参観者から有益な情報をフィードバックし、今後の授業づくりに役立てることです。そのため、今後の授業づくりに役に立つ「建設的な意見」が出るような話し合いとなるように心がけます。

表15-2: 研究授業時の参観者に配布したワークシート

観察場面	発問・クエスチョンの前後の学生の「つぶやき」／ 他者とのやりとり（メモ）
導入	
展開① 1. なぜ、術後に観察をするのか **Question1** 沖田さんの体温は、術直後には36.0〜37.9℃でしたが、術後1日目に37.5〜38.2℃と上昇しています。体温が上昇したのはなぜでしょうか？ 2. 術後血圧が低下しやすいのはなぜだろう。	
展開② **発問** 高血糖による弊害はどんなことがあるのか **Question2** なぜ、沖田さんの術後の血糖値を観察するのでしょうか。 **Question3** 高血糖が術後に与える影響には何があるでしょうか？	
展開③ 1. 痛みについて 術後の疼痛（身体にどのような影響があるか） 2. 胸腔ドレーン、膀胱留置カテーテルについて 胸腔ドレーン、膀胱留置カテーテルの観察や挿入している目的、注意点について話し合ってもらう	
まとめ	

第15章　学生の学びの過程をとらえる研究授業　131

のプロセスをみんなで検討し、話し合い活動で思考を深めるためにどのように教員は机間指導をするべきであるのかについて協議することが求められます。

5　多様な研究授業と研究協議の方法を組み合わせる

　本章のまとめとして、学生の学びのプロセスを考えるにあたり、研究授業においてどのような情報収集の方法があるのかという点についてみていきたいと思います。

●学生の学びを多様な方法で評価する

　小学校や中学校で日常的に行われている研究授業では、教室の後ろに固定カメラを設置して授業全体の様子を録画することもあります。また、研究授業の参観者は小型のカメラを持参し、子どもの表情やノートなど、研究協議会で使えそうな情報を見つけたときには、その様子を写真に撮っておくということもよく行っています。

　もちろん、授業の前と後で理解度の違いがどのくらいあったのかを見るために、プレアンケートとポストアンケートを実施し、それをもとに授業理解の深まりを考えるというようなことも行うことがあります。ただし、アクティブ・ラーニングの時代には学習者の思考の深まりをプロセスでみていくことが重要視されますので、授業の前後の変化をみるだけではなく、授業中のつぶやきやグループでの話し合いの過程を拾い上げるために **ICT** を駆使して分析することが多くなっています。

●学校の実践課題に沿って協議する

　また、研究授業を行う場合には、その学校の授業実践に関する**「(研究)テーマ」**があり、参観者もそれに沿って授業を見ていくと、研究協議が深まります。これは、研究授業を参観する教員は、単に「授業を見せてもらう」という意識ではなく、「話し合い活動を促すためのQuestionは適切だったか」などの「テーマ」に**参観者自身も迫ろうと主体的に参観する**ことが重要であるということです。

　極端に述べると、授業の前後に学生にアンケートを取って学生の理解度を分析するだけであれば、参観者は授業の様子を傍観しているだけでよくなります。しかし、アクティブ・ラーニング時代の研究授業では、授業をダイナミックにとらえ、その過程で学生の思考が深くなったり、浅い理解にとどまったりすることもあるということが重要です。そのため、参観者といえども学校と自身の実践課題を踏まえて、意識的に授業に参加していくことが求められます。

●学校全体で授業を見つめる力を高める

　具体的には、研究授業の参観者も、研究授業時に学習者の思考の過程を「拾い上げる」という役割があり、授業者には見えない学生の思考過程や学びの様子を探り出す役割をもっています。当然のことながら、こうした点を拾い上げるためには、参観者に授業を深く見ることができる力量が求められます。これは、**研究授業をとおして参観者ですらも、授業を見つめる「目」を養うトレーニングをしている**ということです。

　以上のような理由から、研究授業を学校の教育計画のなかに位置づけ、定期的に実施することが、学校全体の教育力を向上することにつながると考えます。本来、FD（faculty development）とは、著名な人の講演を聞いて終わる取り組みなのではなく、具体的な授業をみんなで参観し、授業の内容や方法について検討する「研究授業」が中核となるべきだと筆者は考えています。

【文献】

1) 新井英靖:質の高い看護教育に向けた教員の継続教育モデル, 看護展望, 39 (10)：14-18, メヂカルフレンド社, 2014.

第Ⅴ部　アクティブ・ラーニングを展開する看護教員の授業力

第16章 アクティブ・ラーニングが苦手な学生への指導方法

1 発達障害の特性とコミュニケーションや人間関係の困難

　これまで、看護教育においてアクティブ・ラーニングを実践するための原理や方法を様々な角度から検討してきました。この学習の特徴を端的にまとめると、「状況を読み」「人の気持ちを察し」ながら、「変化に対応していく」ことができる資質・能力を育成していくことでした。

　人工知能の発達により、人に残された仕事がこうした資質・能力を必要とするものばかりになるので、こうした資質・能力を育成するための学習は21世紀を生きる子どもや学生には、もはや避けて通れないものと言っても過言ではないでしょう。これまでであれば、多少、人間関係やコミュニケーションが苦手であっても、他の能力（たとえば、病気に関する知識など）で補って、仕事をしていくことができたかもしれませんが、**是非を問わず、これからの時代はコミュニケーションや人間関係に関する資質・能力が強く求められます**。

●アクティブ・ラーニングが苦手な学生の特徴

　一方で、こうした学習形態で学ぶことが極端に苦手な人もいます。そうした人の代表例が**発達障害者**だといえるでしょう。一般的に、発達障害者の特徴と支援の原則をまとめると**表16-1**のようになります。ここに記されている「障害特性」をみていくと、コミュニケーションや人間関係を築いていくことがとても苦手であることが容易に想像できます[*1]。

　そのため、こうした発達障害者には、特別な配慮や支援が必要となります。たとえば、不注意や聞き取りが苦手な場合では、ICTを有効に活用する、メモの取り方を教えるなど、困難を未然に防ぐことが必要であると考えられています（**文献1**など）。ただし、こうした配慮や支援をていねいに行っても、やはり発達障害者は看護師や学校教師などの**「人を相手にする専門職」**に就こうとすると、かなり多くの困難に直面します。

　こうした困難の背景にある発達障害者に共通する困難として、**「メタ認知」とよばれる能力を発揮することが苦手である**といわれています。メタ認知とは、「認知していることを認知する能力」と定義されていますが、簡単に言うと、**「自分のことを自分で見つめる力」**です。

*1——文部科学省の調査では、全国の小学校・中学校で発達障害の疑いのある児童生徒は約6.5％であるとされています。40人のクラスでいえば、1人か2人程度ということになりますが、一般的に専門学校や大学で指導している立場から、もう少し多いのではないかと思っている方も多くいるのではないかと考えます。それは、この数値のなかには、家庭環境などによって生じている心理的不安定な人などが十分に含められていないことが影響していると考えられます。

134　第Ⅴ部　アクティブ・ラーニングを展開する看護教員の授業力

●「メタ認知」という視点から発達障害をとらえる

　たとえば、親が片づけをしない子どもに向かって、「何度言ったら、片づけられるの！」と強い口調で叱っていたとします（図16-1）。こうした状況で、メタ認知能力を駆動することができる人ならば、自分の口調を振り返り、相手の表情などを見て、"今の言い方は少し言い過ぎたかな"とか、"さすがに反省したかな"など、総合的に状況を判断することができます。そして、今後の関係などを想定しながら、"少しフォローしておいたほうがよい"と判断した場合には、「次は、できるよね。お兄さんだもんね」などと言って関係を調整していくことができます。

表16-1: 発達障害者の特徴

	困難	特性	支援の原則
A D H D	不注意	● 2つのことを同時に頼むと、どちらかを忘れていることが多い。	● 情報を整理して伝える。 ● 手順を明確にする。 ● 自分の特性を意識させて、どうすればうまくふるまえるかを考えさせる。
	多動性	● 一定時間、席に座っていられない。座っていても身体の一部が常に動いている。	
	衝動性	● 他人の話をさえぎり、話し始める。 ● 思い立ったら、深く考えずにすぐに行動してしまう。	
自閉症	こだわり	● 予定の変更が難しい（予告をしないと適応できない→不安の強さもある）。 ● 興味が偏り、こだわりが強い。細かいことを気にしすぎる傾向がある。	● 見通しをもたせる。 ● 周囲の人を見させて、どうすればよいかを考えさせる。
	社会性	● 人の気持ちが読めないので、場にそぐわない発言をすることが多い。	
	特異的な言語使用	● 相手の言葉を字句どおりにとらえてしまい、誤解が生じやすい。 ● 言葉が堅苦しく、辞書的な説明になってしまう。	● 相手の気持ちに目を向けさせる。 ● 自分の発言を自分で聞いて、どうすればよいか考える。
	その他	● 感覚が過敏なケースもある。	● どうしても許容できない過敏性については配慮する（安心を感じさせて軽減する）。
学習障害	読み障害	● 行の読み飛ばしをする、特定の言葉の意味理解ができない。	● 定規を当てて読むなど、対処法を考えさせる。
	書字障害	● 話せるのに、文字が書けない（字が下手というより、想起できずに書けない）。	● 手書きが難しいときは、パソコン入力で対応する。
	計算障害	● 話せるのに、簡単な暗算ができない。 ● 文章題を読んで式を立てることや、どういう計算をすればよいかがわからない。	● 電卓などの使用で補う。 ● どういう計算が必要かわからないときは人に聞く。
	協調運動障害	● 手や足の動きがとてもぎこちない。 ● 行やマスの中に字をおさめて書けない。	● 練習して習熟できることと慣れてもできないことを区別する（どうしてもできないことは他の人に代わる）。

＊1人で複数の障害あるいは困難を併せ有しているケースもある。

＊上記の困難が長期間継続すると、社会との関係を絶ってしまったり、自己肯定感が著しく低下するなどの二次的障害（困難）が生じることもある。

＊上記は青年期から成人の発達障害者によくみられる特徴を筆者がまとめたもので、発達障害を診断するチェックリストとは異なる。

出典／吉利宗久，他：新しい特別支援教育のかたち；インクルーシブ教育の実現に向けて，培風館，2016．梅谷忠勇，他：特別支援児の心理学［新版］；理解と支援，北大路書房，2015．などを参考にして著者が作成

第16章　アクティブ・ラーニングが苦手な学生への指導方法　**135**

逆に言えば、こうした調整をすることができず、感情のままに怒鳴り続けている保護者は、メタ認知が十分に機能していない状態であると言えます。このとき、生まれつき「メタ認知」を働かせることが難しい「認知機能の障害」が疑われる場合には、発達障害の可能性があります[*2]。

2 アクティブ・ラーニングに参加することの難しさ

メタ認知を働かせることが苦手な発達障害学生にとって、アクティブ・ラーニングはとてもハードルの高い学習方法です。それは、**アクティブ・ラーニングで求められる「あいまいな状況」のなかで考え、判断し、行動することは、発達障害のある人にはとても難しい課題になるから**です。

●発達障害者の学習上の困難

たとえば、授業中にいろいろな人と意見交換をさせようと思い、授業者が「それでは、近くの人に自分の意見を話してみて」と指示をしたとします。このとき、授業者が「とにかくだれでもいいから、話をしてみて」という意味で言っているというメタレベルの理解ができないと、授業者のその指示に対して、発達障害者はどのように行動してよいかわからなくなります。

こうしたなかで、発達障害学生は授業者に対して、「近くの人というのは、後ろの人ですか？　それとも、隣の人ですか？」というような質問をしてしまいます。看

[*2]——一方で、感情のコントロールができない人もメタ認知を機能させることが難しくなります。これは、不安定な情緒が認知を正常に機能させることを妨害している状態であり、こうしたケースは「感情」や「精神」の障害を疑うことも必要です。

図16-1: メタ認知機能が働いている親子の会話

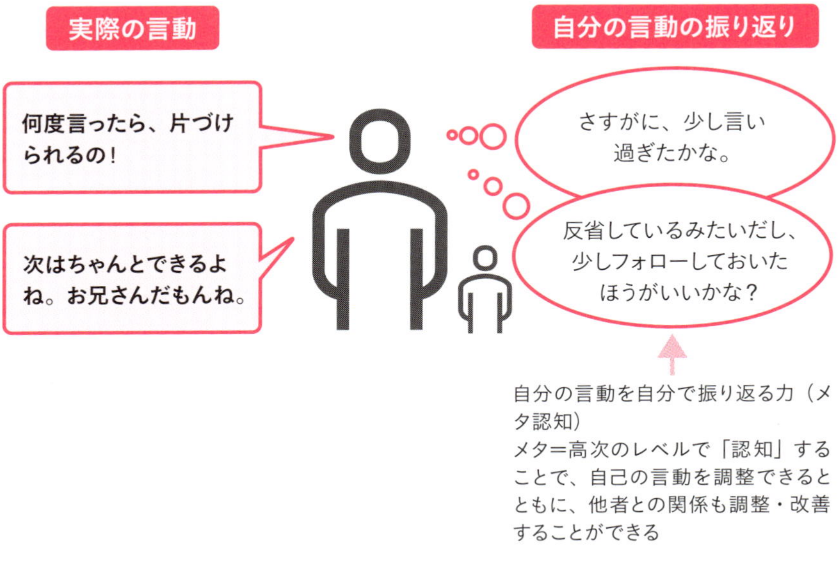

実際の言動

何度言ったら、片づけられるの！

次はちゃんとできるよね。お兄さんだもんね。

自分の言動の振り返り

さすがに、少し言い過ぎたかな。

反省しているみたいだし、少しフォローしておいたほうがいいかな？

自分の言動を自分で振り返る力（メタ認知）
メタ＝高次のレベルで「認知」することで、自己の言動を調整できるとともに、他者との関係も調整・改善することができる

護学校などの高等教育機関では、すでにそうした状態は通り越していて、高等学校までの授業でそうした質問をして周囲の友達に笑われたり、からかわれたりして傷ついている場合には、「近くの人と話し合う」といったあいまいな指示が出されると、過去の嫌な記憶と重なり、不安が大きくなり、固まって何もできなくなることもあります。

　そもそも、アクティブ・ラーニングをとおして身につけたいことは、答えが一様ではなく、所属したグループでそのときの最善の活動をして、最後に自分たちの行ってきた活動の「意味」や「価値」をリフレクションするというものです。こうした「ゴール」が明確ではない問いや課題に対しては、発達障害のある人は不安が強くなってしまうことも多くなり、**アクティブ・ラーニングを展開すればするほど、主体的に学ぶことが難しくなります**。

●入学当初から出現する不適応と不安

　そのため、こうしたアクティブ・ラーニングを頻繁に行うと、発達障害者が授業に適応できなくなるといった問題が入学当初から噴出してくることも多くなります。もちろん、実習の直前になると、不安がピークに達して学校に足を運ばなくなっていくということも考えられます。

　さらに、実習中も同様です。たとえば、病院での実習のときに、「シーツ交換」をしに来た学生がいたとします。このとき、その病室の患者と関係をつくれるように、先輩看護師が気を利かせて**図16-2**に記載したような言葉で学生を紹介してくれたとしても、その行為をメタレベルで理解できない発達障害者は、むしろ混乱してしまいます。

　それでも看護師になるためには、実習は続けなければなりませんので、「どうしたらよいのかわからない」なかで、「行動すること」を求められ、ストレスがたまっていきます。そうしたことが毎日のように繰り返されると、発達障害学生は精神的に追い込まれ、感情をうまくコントロールできなくなり、突然、欠席したりするといった「問題」へと発展していきます。

●困難が生じている学生への対応

　以上のように、メタレベルの理解というものは、コミュニケーションや人間関係を形成する基盤となるものです。発達障害者の障害特性として、この部分が極めて脆弱であることを考えると、発達障害学生にとっては、アクティブ・ラーニングを意識した授業や、実習のような学習活動に参加することにとても困難を伴います。

　こうした困難が「障害」に起因するものであるのならば、一般的には**「合理的配慮」**を提供する必要があります。それは、「障害」というものは、本人の努力では

どうしようもないことだからです。その一方で、そうした困難を抱える学生に対しては、看護学校で可能な限りの支援を受けながらも、**看護師や学校教師といった「人を相手にする専門職」になることについて学生本人と個別的に話し合うことは必要でしょう**。なぜなら、「人を相手にする専門職」を育成する教育機関（高等専門学校や大学など）においては、合理的に配慮できる内容に限りがあり、すべての障害や困難を取り除けるわけではないということも事実だからです。

それでは、発達障害が疑われる学生が専門学校や大学などで学んでいた場合に、こうした学生に対してどのように配慮しながら専門教育を進めていくのか、また、どこまで支援をして、どのように進路相談をしていったらよいのかについて、次に考えていきたいと思います。

3 「障害」に対する合理的配慮を提供する

まず、障害による困難に対して、社会が提供しなければならない配慮や支援について確認しておきたいと思います。2013（平成25）年に制定された「障害を理由とする差別の解消の推進に関する法律（**障害者差別解消法**）」では、障害があるという理由で不当に差別されないことを保障するために、以下のように「合理的配慮」を提供する義務について規定しました（**表16-2**）。

この法律は内閣府から提出されたものであり、教育分野だけでなく労働の場

図16-2: メタレベルで理解が難しい学生の実習時の困難

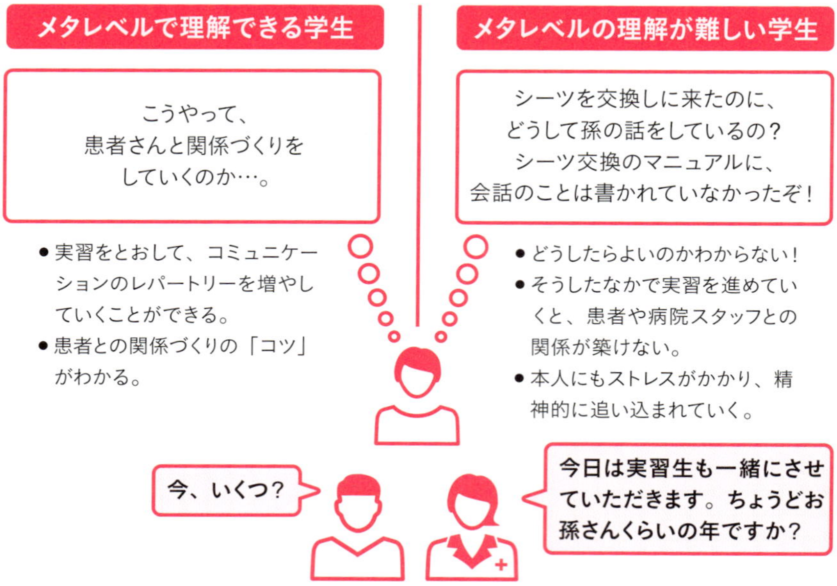

メタレベルで理解できる学生

こうやって、
患者さんと関係づくりを
していくのか…。

- 実習をとおして、コミュニケーションのレパートリーを増やしていくことができる。
- 患者との関係づくりの「コツ」がわかる。

今、いくつ？

メタレベルの理解が難しい学生

シーツを交換しに来たのに、
どうして孫の話をしているの？
シーツ交換のマニュアルに、
会話のことは書かれていなかったぞ！

- どうしたらよいのかわからない！
- そうしたなかで実習を進めていくと、患者や病院スタッフとの関係が築けない。
- 本人にもストレスがかかり、精神的に追い込まれていく。

今日は実習生も一緒にさせていただきます。ちょうどお孫さんくらいの年ですか？

などにも適用されるものです。たとえば、視覚障害者が新しい職場環境で仕事をする場合には、用具の場所や使い方などをオリエンテーションすることが求められます[2]。また、会員登録などにおいて基本的に電話応対のサービスしか用意されていない場合においても、聴覚障害の人が利用するときにはFAXなどでも受け付けられるようにすることなどが例示されています[3]。

●高等教育機関における合理的配慮

また、高等教育機関向けに出された**「合理的配慮ハンドブック」**では、自閉スペクトラム症（ASD）を例にして、**表16-3**に示すような合理的配慮が例示されています[4]。

たとえば、難聴の学生が入学してきたときには、講義内容を十分に理解できるように情報を保障する手立てを考えて、本人や保護者とノートテイクの方法を相談し、授業の内容が伝わるようにしなければなりません。近年、国立大学などでは、こうした学生に対する配慮や支援を学校全体で提供していくことができるように、「障害学生支援室」や「バリアフリー推進室」などを学内に設けて、学修

表16-2: 合理的配慮を提供する根拠となる法律

> **「障害を理由とする差別の解消の推進に関する法律」第5条**
> 行政機関等及び事業者は、社会的障壁の除去の実施についての必要かつ合理的な配慮を的確に行うため、自ら設置する施設の構造の改善及び設備の整備、関係職員に対する研修その他の必要な環境の整備に努めなければならない。

表16-3: 高等教育機関におけるASD学生に対する合理的配慮の例

- 授業中の支援機器の使用を許可します（授業の録音、PC筆記、板書の写真撮影等）。
- 本人が受講しやすい座席を確保します。
- 途中入室・退出に関する明確なルールを決めるとともに、本人が途中入室・退出した場合は、その理由を確認します。
- グループディスカッションでは、挙手してから順番に発言するなどの基本的な（暗黙な）ルールを確認するとともに、必要に応じて発言内容を板書するなどの工夫を行ないます。
- 感覚過敏がある学生に、サングラスやノイズキャンセリングヘッドフォンの着用を認めます。
- 実験・実習授業において、本人と相談した上で、必要に応じて追加のマニュアル等を用意します。
- 学外実習授業等において、本人が事前に実習施設を見学する機会を設けます。

出典/日本学生支援機構:合理的配慮ハンドブック:障害のある学生を支援する教職員のために，2018，p.42.

第16章　アクティブ・ラーニングが苦手な学生への指導方法　**139**

支援を行っているところが増えてきました。こうした動きが加速したのも障害者差別解消法が成立・施行されたことが大きな契機となっていると考えます。

●合理的配慮をどこまで提供するか?

以上のような「合理的配慮」は、基本的に本人や保護者からの要望にもとづき、可能な限り対応することが求められます。ただし、必ずしも出されたすべての要望に応えなければならないということではありません。厚生労働省から出されている「合理的配慮指針」では、「費用負担」と「実現可能性（例：立地条件等から困難といった場合)」という視点から合理的配慮の提供が可能かどうかを判断し、そうした対応が「過重な負担」と考えられる場合には、合理的配慮の提供義務を負わないとされています[5]。この指針は雇用分野のものですが、教育分野でも同様に適用されます。

また、上記の合理的配慮の例を見てわかることは、障害に起因する困難を取り除くことができれば、ほかの人と同様の活動が可能であるという場合に、特別な支援や配慮を実施するというものが多いということです。すなわち、障害者だから合格点を下げて単位を出すとか、苦手な活動には参加しなくてもよいといった「本質的な変更」を許容しなければならないというものではありません[*3]。

4 学生との合意形成と学生に対する教育的な指導

障害者に対する「合理的配慮」は、基本的には障害のある学生本人（あるいはその代弁者である保護者)からの申し出により、学校と本人・保護者の間で話し合い、配慮や支援の内容を決めていきます。そのため、一律に「こうした配慮をしなければならない」というものがあるわけではありません。申し出られた配慮の内容が、合理的なものであり提供すべきものであるのか、「過度な負担」とならないかという点は、学生の障害の程度や学校の様々な実態・体制によって変わります。

むしろ、大切にすべきことは、学生と学校の両者が十分に意見や条件を話し合い、「妥協点」を見つけ、紛争を回避しようとする姿勢です。こうした意味において、障害学生支援は、「合意形成」のプロセスを大切にすることが求められます。

●障害学生に対する教育・指導も必要

その一方で、障害者本人に対して「支援を訴える方法」を指導していくことも必要です。たとえば、アクティブ・ラーニングの授業ではいろいろな人の意見が飛び

*3──『合理的配慮の提供等事例集』では、「合理的配慮の提供は、行政機関等及び事業者の事務・事業の目的・内容・機能に照らし、必要とされる範囲で本来の業務に付随するものに限られること、障害者でない者との比較において同等の機会の提供を受けるためのものであること、事務・事業の目的・内容・機能の本質的な変更には及ばないことに留意する必要があります」とされています[6]（傍点は筆者による)。

交い、自分が何をしたらよいかわからなくなる発達障害学生がいます。このとき、話し合いのプロセスを「メモする」ことや、「モデルにするとよい学生をみつける」など、**アクティブ・ラーニングの参加のしかたを自分なりに見つけ出すことができるよう指導していく**ことは重要です。

こうした指導を一定期間繰り返していくと、**学習に参加できることが増えてきます**。また、周囲の人がその学生へのかかわり方がわかってくると、自然と一緒に活動できる場面が多くなってきます。発達障害学生にとって、こうした経験が基礎になって、実習時や就職したときにも、病院の管理者や先輩に対して、ちょうどよいタイミングに適切な方法で**「ヘルプコール」**を出すことができるようになれば、職場適応につながります。

本章において、発達障害の学生は「メタ認知」に障害が認められるケースが多いと指摘してきましたが、上記のような「ヘルプコール」をいつ、どのようにして表明したらよいかを考えることは、広くとらえると**メタ認知を育てること**につながります。授業内容を習得するとともに、授業参加のしかたを同時に学ぶという意味で、「メタ」レベルの指導であるといえるでしょう。

アクティブ・ラーニングの授業は、授業者が一方的に知識を伝達するものではありませんので、状況を読んだり周囲の人と協力したりしながら進めていく場面が多くあります。発達障害学生に対しては、以上のような苦手な学習場面に直面したときに、**むしろそうした場面を利用して、入学時から卒業までの数年間の間に、自分の置かれている立場を見つめさせる**などして、どのように参加していけばよいのかを考えていく機会をもつことが必要であると考えます[4]。

5 卒業までの「流れ」をつくる学修支援

本章では、発達障害学生が専門学校や大学に在籍しているということを前提にして、そうした学生にどのように学修支援[5]を展開していくかという点を詳述してきました。このように述べると、筆者はどのような職種においても適切に支援を提供すれば、発達障害者が適応的に仕事に就くことができると考えているかのように思われるかもしれませんが、決してそうではありません。

すなわち、筆者は入学を許可した以上、在学している学生には可能な限り支援することが当然であるというスタンスで本章を書いています。しかし、看護師や教師といった「人を相手にする専門職」には「向き・不向き」があります。

看護学校や教育学部では、そもそも入学前に「人とかかわることが好きな人」を募集していたのかというところから問われます。そして、入学後は、コミュニケーションや人間関係力を高めるためにアクティブ・ラーニングの授業がたくさん用意

---

[4]——大学や専門学校は単位制の教育機関ですので、その授業科目が習得できたかどうかは、あくまでも、その授業科目の内容が理解でき、授業の目標と照らし合わせて思考力や実践力が身についたことが前提となります。そのため、発達障害学生が授業に参加できるようになってきたというだけで単位を認定するということではありません。

[5]——「学修」という用語を使用する場合には、講義で学んだことが身につくという意味での「学習」ではなく、講義や実習など様々な体験を総合的に修得するという意味で用いています。近年、文部科学省の資料においても、「アクティブ・ラーニング」を推奨する文脈で、上記のような意味で「学修」という用語が使われています。

されていることや、アクティブ・ラーニングの授業のなかでは、他者と事例を検討したり、実技を学んだりして、協働しながら学んでいくとわかってもらう機会があることが重要だと思います。これは、**オープンキャンパスで紹介すること**や、時には**入試の一部に「集団活動」** [6] **を取り入れる**などして、**受験生にアピールすること**（アドミッション・ポリシーを明確にすること）が必要だと考えます。

　そしてこのことは、入学後も同様です。教室で講義を聞いている範囲では大きな問題が生じなくても、実習に出たら不適応を起こしたということのないように、**講義科目と実習の間のギャップを最小限にするようなカリキュラム**を組むことが重要です。たとえば、実習までにどのような「力」をつけておいてほしいのかという点や、そうした「力」が身についているかが不安な人はどのような準備をしておくとよいのかという点を、学生にわかるように指導することが必要です。

　以上のような学修支援は、教員が学生と個別面談のように行ってもよいですし、先輩が下級生に情報を提供していく機会を随所につくるなど、様々な方法が考えられます。

●キャリア形成の支援を学校全体で実施する

　少し前までは、高等学校を卒業した学生のキャリアは自分で切り開くものであり、大学や専門学校は学問を教授していればそれで役割を果たしていると見なされていました。しかし、近年はキャリア形成の支援を高等教育機関が担うことが求められています。本章で記述した**障害学生の学修支援も**、広くとらえると**キャリア支援の一つ**だといえます。

　進路に悩んでいる学生に、学校全体で助言や情報を提供できるしくみをつくることは、もはや当たり前の時代になっています。今後は、発達障害学生が「困ったときに相談に乗る」という支援だけではなく、**その後の人生を切り開いていくことができる**ような、**学生のキャリア形成の一助となる学修支援の「流れ」**を創り出していくことが求められていると考えます。

[6] ——「集団活動」とは、たとえば、ある共通した資料を読んだうえで、その内容を小集団（8～10人程度）で、時間内（60分程度）に、協力して模造紙にまとめさせるといった活動をとおして、コミュニケーションや人間関係を形成する力を評価する試験です。小学校や中学校の教員採用試験では、学科試験・個人面接に加えて、こうした試験を実施している自治体があります。

【文献】

1) 柘植雅義:ユニバーサルデザインの視点を活かした指導と学級づくり;金子書房, 2014.

2) 内閣府障害者施策担当:障害者差別解消法;合理的配慮の提供等事例集, 2017, p.5.

3) 前掲書2), p.12.

4) 独立行政法人日本学生支援機構:合理的配慮ハンドブック;障害のある学生を支援する教職員のために, 2018, p.42.
https://www.jasso.go.jp/gakusei/tokubetsu_shien/hand_book/__icsFiles/afieldfile/2018/03/14/h29_handbook_main.pdf (最終アクセス: 2019年5月15日)

5) 厚生労働省:合理的配慮指針, 2015, p.7.
http://www.mhlw.go.jp/file/04-Houdouhappyou-11704000-Shokugyouanteikyokukoureishougaikoyoutaisakubu-shougaishakoyoutaisakuka/0000078976.pdf (最終アクセス: 2019年4月17日)

6) 前掲書2), p.2.

終章 看護教員のキャリア形成とアクティブ・ラーニング

1 価値観の転換が求められる実践改革

　「最近の子どもはテレビゲームなら何時間でもやるのに、漢字ドリルは10分で飽きてしまう。どうしたらもっと勉強する子どもになるでしょうか」。これが筆者に多く寄せられる保護者からの相談の一つです。

　同じように、マンガやゲームの攻略本は隈なく読んで理解しているのに、最近の学生は専門書をほとんど読まないという声もよく聞きます。筆者が所属する教育学部においても、こうした嘆きのような話をすることは多くなりました。

　しかし、こうした子どもや学生の変化を、昔に比べて今の子どもは「劣化した」ととらえ、「ドリル学習をしなければテレビゲームはさせない」というルールを家庭で樹立しても、あまり問題は解決しないと思われます。また、本を読むことが大切だからといって、「看護の本を年間50冊読みなさい」というように数値目標を定め、読んだ本を読書カードに記入していくような「指導」を展開していけば、現代の学生は諸々の課題をクリアしていくことができるのでしょうか。

　こうした現代の子どもや学生の「学び」に対して警鐘を鳴らし、教育方法を大きく改善しようとするのがアクティブ・ラーニングです。本書では、アクティブ・ラーニングの実施方法のみを取り上げて解説するのではなく、そうした教育方法改革が必要となった時代背景や、基本的な考え方などを踏まえて、これまでの教育方法を大きく変えることが重要であるということを論じてきました。

● 学生を変えるのではなく、教員が変わる

　ただし、**そこで変えるべきなのは「学生」ではなく、実は、教員の価値観であり、学ぶということのとらえ方である**というスタンスで本書をとおして論じてきました。

　アクティブ・ラーニングは、そもそも**「学ぶ」ことの意味**を問い直すきっかけを私たちに与えてくれています。すなわち、**学ぶということは「遊ぶ」こと**であり、**おもしろいこと（魅力的な素材）をとおして「本質」を理解すること**がアクティブ・ラーニングです。

　そして、アクティブ・ラーニングをこのようにとらえるならば、マンガやテレビゲームを敵視するのではなく、看護のエピソードをマンガに書き記し、それを学習に

取り込むことができないかと考えるべきでしょう。もし、読書を学生に勧めたいのであれば、教員が学生のときに読んで感動した本のリストをつくり、その本の魅力を学生に伝えるようにして読書量を増やしていくというように、これまでの取り組みを見直していく必要があると考えます。

これは、20世紀に築き上げられた教育の「価値観」をいったん留保して、再検討する必要があるということを示唆しています。

2 教員の授業設計力が問われるアクティブ・ラーニング

このように考えると、アクティブ・ラーニングを推奨するということは、**教員自身が自己を振り返る機会を与えられている**ととらえることもできます。

そもそも実践力を育成する高等教育においては、**これまでの学問を体系的に指導するといった視点と、遊び心をもって看護を実践的にとらえる視点を一人の教員が融合している**ことが求められています。筆者はこうした時代においては、**看護師の実務経験を有している看護学校の教員はとても有利である**と考えています。もちろん、単に「看護師の経験が5年以上ある」ということが大切なのではなく、そうした経験を自身が担当する授業科目の専門知識（研究的視点）とどのように融合することができるのかを常に考えていくことが重要です[*1]。

●看護教員の成長や変化が求められる

これはまるで、**看護教育を担う教員が、アクティブ・ラーニングをとおして自身のキャリアを形成し、発達させていくことが必要だ**と指摘しているようなものです。そのため、看護教育において豊かなアクティブ・ラーニングを展開しようと思ったら、**看護教員自身が驚き、模索し、悩みながら授業をつくっていく**ことが求められます。たとえば、学生の生活と基礎看護学の内容（食事や清潔など）を重ね合わせようとしたら、**学生が今、どのような実態で生活をしているのか**という点に関心を向け、様々な**「調査」**が必要になります。たとえば、「今の学生はお昼ごはんにいくらくらいのお金をかけられるのか」と学生に尋ねてみたら、教員が思っていた以上に倹約しなければならない学生が多くいたという話を看護学校の教員から聞いたことがあります。

こうした学生の生活実態は、アクティブ・ラーニングを展開しようと思ったら、授業の展開に大きく影響を与えます。たとえば、「バランスの良い食事をとることが大切だ」ということを学ぶにしても、昼食をかなり切り詰めなければならない学生は、「バランスの良い食事」をとる前に、「空腹を満たすのが食事」という実感をもっていると予想されます。この授業では、こうした実感を前提にして食事の学

[*1]——このような教員自身の問い直しについては、教育学部では、大学院レベルの改革構想のなかでよく言われていることです。たとえば、これまで教育実践と教育研究を分離して位置づけ、主として大学院レベルでは実践的な内容はほとんど用意されていませんでしたが、今後は「実務家教員である教職担当者」と「研究者教員である教科専門担当者」が協働して授業の支援を実施し、それぞれの立場から専門性を再検討しながら授業を発展させていくことが重要であると指摘されています[1]。

習を組み立てなければならないということです。

●授業者と学生の「ズレ」に着目する

たいていの場合、**授業者が教えたいことと学ぶ側の学生の認識にズレ**があります。アクティブ・ラーニングは、こうした**ズレを埋めるべく**、「季節ごとに変化する食材を意識すること」や「茶碗の置き方などを含めた食事の雰囲気」に目を向けさせることが必要です。

一方で、こうした実態の学生に対して、「これがバランスの良い食事のメニュー例です」と理想的な姿を概説的に示すだけでは、食事について深く学ぶことはできないでしょう。そうした学生の多いクラスでは、学生が1日に使える食費をもとにして、「この金額の範囲でできる限りバランスの良い食事にするとしたらどうするか?」という「問い」こそが、深い学びの出発点なのかもしれません。

以上のような授業づくりの課題は、金銭的な実態だけではありません。小さい頃にどのような遊びをしてきたのか、核家族で過ごしてきたのか、三世代で生活してきたのかなど、成育歴や家族構成などもアクティブ・ラーニングには関係します。

もちろん、40人のクラスであれば、様々な家庭、様々な経験をしている人たちの学習集団になります。そのため、授業者はそうした「多様な学習者[*2]」がいることを前提にして、クラスのみんなをどのように学習に関与させ、どのように他者と交わらせ、それぞれの学びをどのように深めていくのかということをデザイン(授業設計)しなければなりません。裏を返せば、**アクティブ・ラーニングが成功するかどうかは看護教員の授業設計力にかかっている**ということです。

3 生成・変化する授業のなかで成長する看護教員

これは、授業を固定的なものとしてとらえるのではなく、学習者と授業者の間で生成・変化していくものであるととらえるという意味でもあります。アクティブ・ラーニングについて論じている書籍などには、理想的な授業設計の方法があり、それを踏まえて授業づくりをしていけば実践できるかのように書かれている文献も散見されますが、アクティブ・ラーニングはそれほど単純なものではありません。これまで本書で指摘したように、**主体的・対話的で深い学びというものは、教材との出会い方や学生どうしの学び合いによっていくらでも違う方向に向かっていくもの**です。

つまり、たとえ、たどり着くべき到達点は同じであったとしても、学びの過程は一人ひとり異なることを前提にして授業を展開していかなければならないというこ

[*2]——ここでいう「多様な」を英語で表現すると、differenceではなくdiversityとなります。すなわち、学力や能力といった同一尺度で比べたときの違い(difference)ではなく、貧困家庭で育った学生や高齢者と同居している学生といった、他の学生とは次元が異なる多様性(diversity)という意味です。

とです。このとき、アクティブ・ラーニングでは、**楽しく活動するなかで生じる偶然性をも拾い上げ、個々の学びへと結びつけていくことが重要**であると、本書では指摘してきました。そして、こうした学びを大切にしようと思ったら、学生どうしの**思いがけない行動やつぶやきを授業者がどのように拾い上げるなどの「教員の指導技術」＝「質」**が問われると考えます。

● 「異質な他者との対話」を大切にする

以上のように、生成・変化する授業の流れを学生の学びの過程と重ね合わせることができるかどうかが、アクティブ・ラーニングを成功させる鍵です。筆者は、こうした授業を展開していくためには、**異質なものを受け入れられるかどうかが重要である**と考えます。

すなわち、学習集団のなかには、金銭的に貧しい家庭の学生もいれば、子育て中の学生もいるでしょう。あるいは、家で親に代わって高齢者の介護を行っている学生もいるかもしれません。このような**「異質な他者」とどのように交わり、どのように授業に参加してもらうか**をデザインすることが教員に求められています。

もちろん、こうした授業づくりには、教員の想定を超える事態が生じることも多くあると考えます。そもそも、こうした教員自身の価値を大きく揺るがす学生との出会いこそが、看護教員のキャリアを発展させる契機となると筆者は考えています。看護学生を深い学びに導くアクティブ・ラーニングの実践には、生成・変化する授業のなかで、柔軟で即興的な指導を展開できる教員が必要であり、そうした教員へと成長していくことが看護教員に求められていると考えます。

【文献】

1) 松木健一：教員養成改革とカリキュラム；「在り方懇」以降の教育改革をカリキュラム改革の視点から見直す，教師教育研究，7：159，2014.

索引

欧文

ADHD	135
AI	7
D.ショーン	91, 92
faculty development	133
FD	133
ICT	132
KJ法	34
OSCE	118
PBL	23
WHO	46
2025年問題	41

あ行

浅い学び	10
アセスメント	18, 25, 117, 118
安全	86
安楽	86
育成指標	14, 116
異質な他者	52, 148
一斉講義	7, 9, 74
ヴィゴツキー	85, 86, 88
エピソード	108
エンゲストローム	49
オーセンティックな学び	12, 75

か行

介護保険制度	43
解剖生理学	59
学修支援	141
学習障害	135
学士力	18
型	76
活動主義	2
活動理論	49
カリキュラム・マネジメント	21, 23, 26, 27, 91, 126
関係性	77
看護過程	90, 111, 113
看護計画	18, 119
鑑賞	63
関心	9
机間指導	53, 132
技術演習	74, 76
基礎看護学	10, 26
逆向き設計	103
キャリア	116, 142
教育課程	10, 25, 27, 90
教科書	9, 20, 70
教材	12, 40, 46
教材開発	33, 36, 46, 66
協働空間	77
共同的な学び	49, 52, 74, 84
興味	9
虚構	32, 38
グループワーク	95
黒子	54
ケア	79
経験	10, 82
ケースカンファレンス	90, 93
ゲシュタルト	117

結晶化	17
研究授業	122, 129
健康障害	27
言語活動の充実	1, 23
言語能力	23
公衆衛生	47
合理的配慮	138, 140
高齢者虐待	36
コツ	2, 83, 84
国家試験	27, 119
コミュニケーション	25
コミュニティ	49
コンピテンス	13, 16, 17, 18, 20

さ行

採血	82
在宅医療	29
在宅看護学	120
シェマ	113, 114
指揮者	54
思考力	19, 49, 74, 117
資質	13
実感	77
実習	10
実践知	98
実践能力評価	116
実践力	33, 58, 82, 96, 116, 117
質的研究	109
シナリオ	93
自閉症	135
社会人基礎力	13
社会に開かれた教育課程	114

重症心身障害	29
集団	12, 83, 84
授業設計	31, 104, 123, 146
熟達者	76
障害者差別解消法	138
状況設定	34
省察	32, 91, 92, 98
省察的実践家	98
小児看護学	26, 49, 50, 52, 103, 120
情報活用能力	23
食事の意義	67
シラバス	67
自立	43, 79, 86
事例	9, 21, 36, 43, 109, 124
シングル・ループ	51
人工知能	7, 32, 49, 134
人口ピラミッド	42
新生児訪問	94
真正の学び	12
スキル	16, 27, 74, 100, 116
図式	113
スタンダード	116
生活習慣病	21, 46
精神看護学	120
成人看護学	26, 120
セカイ	33, 36, 43, 63, 74, 110
専門職業人	16, 46, 116
想像力	30, 82, 114

た行

態度主義	116
対話	74

タクト	55
単元計画	27
地域包括ケア	43
知識	6
知識及び技能	19, 114
つぶやき	45, 58, 123, 130, 148
ディスカッション	6, 90, 124
デュアル・システム	102
展開	29
問い	41, 45, 62, 70
統合科目	91, 118
導入	29, 30
独善的思考	53
ドラマ	38

な行

人間性	18, 72
ネグレクト	94
ネットワーク化	6, 11, 27
能力	13

は行

肺聴診	87
白内障	61
発達障害	28, 35, 134
発問	126
パフォーマンス	17, 110
判断力	19, 49, 117
汎用的能力	23, 117, 119
批判的思考	45
表現	20, 58, 63
表現力	19, 47, 58
ファシリテーター	53

フィールドワーク	74
深い学び	3, 5, 10, 36, 44
振り返り	85, 96, 123, 135
プレゼンテーション	1, 6
ヘルス・プロモーション	47
方法主義	2, 29
本質	1, 40

ま行

まとめ	30
学びに向かう力	19, 64, 100
学びのカリキュラム	3
学びの共同体	45, 54
マニュアル	74, 78, 99
回り道	77
メタ認知	134
メタボリックシンドローム	19, 110
モデル人形	8, 88
問題解決能力	23
問題発見能力	23

や・ら・わ行

有用性	77
リフレクション	81, 85, 90
理論と実践の往還	3, 33, 74, 90
臨床看護総論	21, 124
臨床的能力試験	118
レポート	43, 96
老年看護学	36, 111, 120
ロールプレイ	93
ワークシート	36, 60, 111

著者紹介

新井英靖 （あらいひでやす）

茨城大学教育学部教授

1998年に東京学芸大学大学院教育学研究科修士課程を修了後、東京都立久留米養護学校教諭を経て、2000年に茨城大学教育学部講師となる。2011年博士（教育学）の学位を取得し、現在、同学部教授。

主な著書に『特別支援学校新学習　指導要領を読み解く「各教科」「自立活動」の授業づくり』（明治図書）、『インクルーシブ授業の国際比較研究』（福村出版）、『考える看護学生を育む授業づくり』（メヂカルフレンド社）、『アクティブ・ラーニング時代の看護教育』（ミネルヴァ書房）がある。

看護教育に生かす
アクティブ・ラーニング
授業づくりの基本と実践

2019年7月29日　第1版 第1刷発行
定価（本体2,400円＋税）

著者	新井英靖©	〈検印省略〉
発行者	小倉啓史	
発行所	株式会社 メヂカルフレンド社	

〒102-0073　東京都千代田区九段北3丁目2番4号
麹町郵便局私書箱48号
電話　（03）3264-6611
振替　00100-0-114708
http://www.medical-friend.co.jp

Printed in Japan　　落丁・乱丁本はお取り替えいたします
ISBN978-4-8392-1646-7　C3047　　　　　　　　　104028-131
DTP／有マーリンクレイン　印刷／大盛印刷㈱　製本／㈱村上製本所

本書の無断複写は，著作権法上での例外を除き，禁じられています。本書の複写に関する許諾権は，㈱メヂカルフレンド社が保有していますので，複写される場合はそのつど事前に小社（編集部直通 TEL　03-3264-6615）の許諾を得てください。